轻松学习系列丛书

U0257383

轻松学习医学免疫学
（第2版）

主　编　王月丹（北京大学医学部）
副主编　初　明（北京大学医学部）
编　者　（按姓氏汉语拼音排序）
　　　　白惠卿（北京大学医学部）
　　　　陈相蓉（北京大学医学部）
　　　　初　明（北京大学医学部）
　　　　戴　慧（北京大学医学部）
　　　　胡凡磊（北京大学人民医院）
　　　　金　容（北京大学医学部）
　　　　刘若曦（北京大学医学部）
　　　　刘　伟（河北医科大学）
　　　　裴　军（北京大学医学部）
　　　　王平章（北京大学医学部）
　　　　王月丹（北京大学医学部）
　　　　徐　兰（北京大学医学部）
　　　　阳成江（北京大学医学部）
　　　　张丹丹（黑龙江中医药大学）
　　　　朱蕴兰（北京大学医学部）

北京大学医学出版社

QINGSONG XUEXI YIXUE MIANYIXUE

图书在版编目(CIP)数据

轻松学习医学免疫学/王月丹主编. —2 版. —北京:
北京大学医学出版社,2014.8(2022.10 重印)

ISBN 978-7-5659-0905-4

Ⅰ. ①轻… Ⅱ. ①王… Ⅲ.①免疫学—基本知识
Ⅳ.①R392

中国版本图书馆 CIP 数据核字(2014)第 164031 号

轻松学习医学免疫学(第 2 版)

主　　编：王月丹
出版发行：北京大学医学出版社
地　　址：(100191)北京市海淀区学院路 38 号　北京大学医学部院内
电　　话：发行部 010-82802230；图书邮购 010-82802495
网　　址：http://www.pumpress.com.cn
E - mail：booksale@bjmu.edu.cn
印　　刷：北京瑞达方舟印务有限公司
经　　销：新华书店
责任编辑：王智敏　　责任校对：金彤文　　责任印制：罗德刚
开　　本：787 mm×1092 mm　1/16　印张：9　字数：226 千字
版　　次：2014 版 8 月第 2 版　2022 年 10 月第 2 次印刷
书　　号：ISBN 978-7-5659-0905-4
定　　价：20.00 元

出　版　说　明

如何把枯燥的医学知识变得轻松易学？

如何把厚厚的课本变得条理清晰、轻松易记？

如何抓住重点，轻松应试？

"轻松学习系列丛书（第1版）"自2009年出版以来，获得了良好的市场反响。为进一步使其与新版教材相契合，我们启动了第2版的改版工作。"轻松学习系列丛书（第2版）"与卫生部第8版规划教材和教育部"十二五"规划教材配套，并在前一版已有科目基础上进一步扩增了《轻松学习局部解剖学》《轻松学习药理学》《轻松学习医学细胞生物学》《轻松学习医学微生物学》《轻松学习医学遗传学》《轻松学习内科学》和《轻松学习诊断学》分册。形式上仍然沿用轻松课堂、轻松链接、轻松记忆、轻松应试等版块，把枯燥的医学知识以轻松学习的方式表现出来。

"轻松课堂"以教师的教案和多媒体课件为依据，把教材重点归纳总结为笔记形式，并配以生动的图片，节省了上课做笔记的时间，使学生可以更加专心地听讲。

"轻松记忆"是教师根据多年授课经验归纳的记忆口诀，可以帮助学生记忆知识的重点、难点。

"轻松应试"包括名词解释、选择题和问答题等考试题型，可以让学生自我检测对教材内容的掌握程度。

本套丛书编写者均为北京大学医学部及其他医学院校的资深骨干教师，他们有着丰富的教学经验。丛书的内容简明扼要、框架清晰，可以帮助医学生轻松掌握医学的精髓和重点内容，并在考试中取得好成绩。

第 2 版前言

医学免疫学是一门以免疫系统为中心的医学课程，主要包括基础免疫学、临床免疫学和免疫学技术等内容，涉及基础医学、临床医学（含口腔医学和护理学等）、预防医学、检验医学、药学和生物学等各个专业，是医学和药学各专业学生必须学习的课程，同时也是包括美国和我国在内的世界许多国家执业医师资格考试的核心科目之一。因此，《医学免疫学》是一门重要的医学课程，是医学生的必修核心课程。

由于免疫学是一门以实验为基础的前沿科学，每年都有大量新的研究成果涌现，免疫学的教材在世界各国的种类也非常多。我国的免疫学家根据我国的国情和免疫学的进展，编写了适合各个专业本科阶段的《医学免疫学》统编教材（人民卫生出版社出版），目前已经更新到了第 6 版。该书的主编有郑武飞教授（天津医科大学，第 1 版）、龙振洲教授（北京医科大学，第 2 版）、陈慰峰院士（北京大学，第 3 版和第 4 版）、金伯泉教授（第四军医大学，第 5 版）和曹雪涛院士（第二军医大学，第 6 版）等五位免疫学专家。在主编的组织下，来自全国各著名医学院校的多名免疫学专家共同努力，编写出了风格严谨、结构紧凑和与时俱进的适合我国医学教育的本科免疫学教材。在《医学免疫学》统编教材中，考虑到我国的具体国情等因素，作者大胆删除或精简了临床免疫学、抗感染免疫学和免疫学技术等相关内容，主要保留了基础免疫学的内容，着重体现免疫学教学的基础性和前沿性。

针对许多学生提出的免疫学难懂和难学，北京大学医学出版社邀请我编写《轻松学习医学免疫学》一书，作为《医学免疫学》（第 5 版）教材的配套辅导书籍，我感到十分荣幸。我和其他编者一起根据《医学免疫学》的主要内容，编写了《轻松学习医学免疫学》（第 1 版），安排了轻松课堂和轻松应试等内容，有些临床章节还安排了"轻松诊断"等临床内容，在指导医学生更好地利用教材学习免疫学的同时，还弥补了教材本身基础性强而临床内容略显不足的遗憾。同时，本书也可作为医学生准备执业医师资格考试和研究生入学考试的参考用书。该书自出版以来，受到了广大医学生和教师的欢迎。在《医学免疫学》（第 6 版）出版后，我再次应邀对《轻松学习免疫学》进行改编。在本次改版过程中，我们在第 1 版的基础上，参考第 6 版教材的编排，重新整理了本书的内容，并在书后增加了 3 套北京大学医学部的历年实考试卷，分别涵盖了全日制本科教育、夜大成人教育和研究生入学考试等不同类型的考试，帮助医学生检验自己的自主学习效果。此外，本书侧重疾病与免疫学的相关性，增加了美国执业医师考试的相关内容，可供临床医师使用。

最后，感谢北京大学医学出版社编辑老师的辛勤工作，并请阅读本书的各位老师与同学对本书的内容提出宝贵意见。同时，谨以此书向因病去世的《医学免疫学》主编、前中国免疫学会理事长和我终身的良师与同事陈慰峰院士表示深切的敬意。

王月丹

于北京学院路 38 号

目　录

第一章　免疫学概论

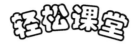

第一节　医学免疫学简介

本节简要介绍免疫学的最基本内容、免疫系统的功能及其功能产生过程的特点。下图为免疫学知识体系结构图：

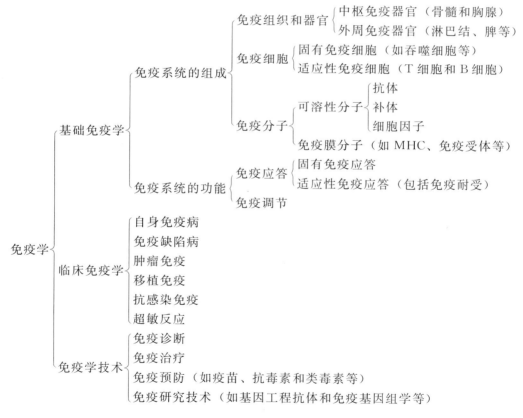

一、免疫系统的基本功能

免疫（immunity）通常指免除疫病（传染病）及抵抗多种疾病的发生，由机体内的免疫系统执行。其特点是具有识别自身抗原与外来抗原的能力，对自身抗原产生免疫耐受，对外来抗原产生免疫应答并将其从体内清除。免疫系统的功能包括：

免疫 {
免疫防御：防止外界病原体的入侵并清除已入侵的病原体及有害的生物性分子
免疫自稳：清除衰老的细胞和代谢产物，维持机体内环境的稳定
免疫监视：发现机体内环境出现的突变细胞及早期肿瘤细胞，并予以清除
}

二、免疫应答的种类及其特点

免疫应答包括固有免疫（innate immunity）和适应性免疫（adaptive immunity）两大类。

免疫应答的种类 {
固有免疫：不经历克隆扩增，不产生免疫记忆。发生较早
适应性免疫：必须经历克隆扩增，产生效应细胞，具有免疫记忆。发生较晚
}

三、免疫性疾病

机体的免疫应答程度受严格调控，使免疫应答规模适度。免疫应答不适当可致免疫性疾病。

免疫性疾病 {
超敏反应性疾病：对抗原分子应答过强
肿瘤：免疫监视功能不足
自身免疫病：自身免疫耐受被打破
感染：免疫防御功能低下
免疫缺陷：免疫系统发育障碍或后天因素（如感染）造成的免疫功能障碍
}

四、免疫学的应用

应用 {
传染病预防：如疫苗接种
疾病治疗：如抗体和细胞因子的应用
免疫诊断：如血型检测和传染病诊断
}

第二节　免疫学发展简史

一、经验免疫学时期

人类对免疫的认识首先是从与传染病作斗争开始的。英国医生 Jenner 在实践观察中发现人工接种牛痘可能会预防天花，经试验证实发表了"vaccination"的论文，开创了人工主动免疫的先河。1980 年世界卫生组织（WHO）宣布"全球已经消灭了天花"，成为有史以来人类征服疾病最为辉煌的成绩。

二、科学免疫学时期

免疫学发展初期主要是抗感染免疫。19 世纪中叶开始，病原菌的发现推动了免疫学的发展，随后多种多样的疫苗相继问世。其间细胞免疫和体液免疫学派形成，先后建立了抗原、抗体的概念和体外检测抗原或抗体的多种血清学技术，发现了补体，并应用于血清学诊断中。在抗体的应用中，建立了血清疗法，揭示了异常免疫应答可产生对机体不利的影响，可导致机体发生过敏性疾病。

在 20 世纪，创立了免疫学三个重要的理论，即：①抗体产生的侧链学说；②Burnet 提出的克隆选择是免疫学发展史上最为重要的理论，推动了细胞免疫学时期的到来；③抗体分子上的独特型和抗独特型相互识别而形成免疫网络。

三、现代免疫学时期

1975 年后分子生物学的兴起，从基因水平揭示了 B 细胞抗原识别受体（BCR）及 T 细胞抗

原识别受体（TCR）多样性产生的机制；从分子水平阐明信号转导通路、信号类型与细胞因子对细胞增殖和分化的作用及效应机制；揭示出细胞毒性 T 细胞致靶细胞发生程序性细胞死亡的信号转导途径。

第三节　免疫学发展的趋势

　　人类基因组计划的完成为人类功能基因组计划的开展奠定了基础。免疫学在 21 世纪的生命科学和医学发展中，必将扮演更加重要的角色。

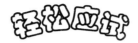

一、名词解释

1. 免疫（immunity）
2. 固有免疫系统（innate immune system）
3. 适应性免疫系统（adaptive immune system）

4. 免疫防御（immunologic defense）
5. 免疫监视（immunologic surveillance）
6. 免疫自稳（immunologic homeostasis）

二、选择题

1. 免疫对机体
   A. 正常情况下有利，某些条件下造成损伤
   B. 有利
   C. 有利也有害
   D. 有害
   E. 无利也无害

2. 免疫系统的功能特点是
   A. 对所有的抗原耐受
   B. 对所有的抗原排斥
   C. 对自身抗原耐受，对外来抗原排斥
   D. 对外来抗原耐受，对自身抗原排斥
   E. 以上都不对

3. 免疫应答的基本过程包括
   A. 识别、活化、效应三个阶段
   B. 识别、活化、排斥三个阶段
   C. 识别、活化、反应三个阶段
   D. 识别、活化、增殖三个阶段
   E. 识别、活化、应答三个阶段

4. 免疫系统的三大功能为
   A. 免疫防御、免疫应答、免疫记忆
   B. 免疫应答、免疫记忆、免疫监视
   C. 免疫防御、免疫记忆、免疫监视
   D. 免疫防御、免疫自稳、免疫监视
   E. 免疫应答、免疫自稳、免疫监视

5. 免疫监视功能低下相关的疾病是
   A. 甲状腺功能亢进
   B. 重症肌无力
   C. 肾小球肾炎
   D. 肺癌
   E. 脊髓灰质炎

6. 免疫防御功能低下的机体易发生
   A. 反复感染
   B. 肿瘤
   C. 超敏反应
   D. 自身免疫病
   E. 免疫增生性疾病

三、问答题

　　1. 免疫的基本功能是什么？举例说明免疫与疾病的关系。
　　2. 现代免疫学时期的基本研究内容及免疫学的作用。
　　4. 简述免疫的概念及其主要生理功能。

5．简述免疫系统的组成及其功能。

6．举例说明现有疫苗的主要种类及其原理。

选择题答案

1．A　　2．C　　3．A　　4．D　　5．D　　6．A

第二章 免疫器官和组织

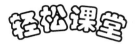

免疫系统（immune system）是机体执行免疫应答及免疫功能的一个重要系统。免疫系统由免疫器官和组织、免疫细胞（如造血干细胞、淋巴细胞、抗原提呈细胞、自然杀伤（NK）细胞、粒细胞、肥大细胞、红细胞等）及免疫分子（如免疫球蛋白、补体、各种细胞因子和膜分子等）组成。

免疫系统具有免疫防御、免疫自稳和免疫监视三大功能。

第一节 中枢免疫器官

中枢免疫器官是免疫细胞发生、分化、发育和成熟的场所。人或其他哺乳类动物的中枢免疫器官包括骨髓和胸腺，鸟类的中枢免疫器官为法氏囊和胸腺。

一、骨髓（bone marrow）

（一）骨髓的结构与造血微环境

骨髓 { 红骨髓：活跃的造血功能
黄骨髓：一般不具备造血功能

（二）骨髓的功能

功能 { 各类血细胞和免疫细胞发生的场所：造血干细胞发生分化
B 细胞分化成熟的场所：B 细胞和自然杀伤细胞（NK 细胞）分化成熟的场所
体液免疫应答发生的场所：发生再次体液免疫应答的主要部位

（三）造血干细胞与免疫细胞的生成

{ 造血干细胞起源：卵黄囊→肝、脾→骨髓
造血干细胞的表面标志 { CD34：高度糖基化 I 型跨膜蛋白，随着分化成熟，表达下降
c-kit（CD117）：干细胞因子受体（SCFR），是原癌基因 c-kit 的编码产物
Lin$^-$ 细胞：针对多种免疫细胞混合抗体，除去其他谱系细胞所留下的细胞

二、胸腺（thymus）

（一）结构

结构 $\begin{cases}\text{皮质：分为浅皮质区（outer cortex）和深皮质区（inter cortex）} \\ \text{髓质：胸腺小体（thymic corpuscle），即哈氏小体（Hassall's corpuscle），是胸腺结构} \\ \qquad\quad\text{重要特征}\end{cases}$

（二）微环境

微环境构成了决定 T 细胞分化、增殖和选择性发育的场所。

微环境 $\begin{cases}\text{胸腺细胞：主要为未分化成熟的 T 细胞} \\ \text{胸腺基质细胞：主要为胸腺上皮细胞}\begin{cases}\text{分泌细胞因子和胸腺肽类分子}\\ \text{细胞-细胞间相互接触}\end{cases}\end{cases}$

（三）功能

胸腺功能 $\begin{cases}\text{T 细胞分化、成熟的场所：主要场所} \\ \text{免疫调节：细胞因子和胸腺肽类分子具有调节作用} \\ \text{自身免疫耐受的建立和维持：引发阴性选择，形成自身耐受}\end{cases}$

第二节　外周免疫器官和组织

外周免疫器官是成熟 T 细胞和 B 细胞定居的场所，也是产生免疫应答的部位。外周免疫器官主要包括淋巴结、脾和黏膜相关的免疫系统（如扁桃体、阑尾和黏膜下淋巴组织等）。

一、淋巴结（lymph node）

（一）结构

$\begin{cases}\text{皮质：分为浅皮质区（outer cortex）和深皮质区（inter cortex）。浅皮质区是 B 细胞定居} \\ \qquad\quad\text{的场所，称为非胸腺依赖区（thymus-independent area）。在该区内，大量 B 细胞聚} \\ \qquad\quad\text{集形成淋巴滤泡（lymphoid follicle），或称淋巴小结（lymph nodule）。浅皮质区与} \\ \qquad\quad\text{髓质之间的深皮质区又称副皮质区（paracortex），是 T 细胞定居的场所，称为胸腺} \\ \qquad\quad\text{依赖区（thymus-dependent area）} \\ \text{髓质：髓索和髓窦组成。髓索主要为 B 细胞和浆细胞，髓窦内富含巨噬细胞（macrophage，M\phi）}\end{cases}$

（二）功能

$\begin{cases}\text{T 细胞和 B 细胞定居的场所：淋巴结是成熟 T 细胞和 B 细胞的主要定居部位} \\ \text{免疫应答发生的场所：发生免疫应答的主要场所之一} \\ \text{参与淋巴细胞再循环：淋巴结深皮质区的高内皮微静脉（high endothelial venule，HEV）} \\ \qquad\qquad\qquad\qquad\text{在淋巴细胞再循环中起重要作用} \\ \text{过滤作用：淋巴液在淋巴窦中缓慢移动，有利于窦内 M\phi 吞噬、清除抗原性异物}\end{cases}$

二、脾 (spleen)

脾是胚胎时期的造血器官，自骨髓开始造血后，脾演变成人体最大的外周免疫器官。

(一) 结构

白髓：白髓 (white pulp) 为密集的淋巴组织，由围绕中央动脉而分布的动脉周围淋巴鞘、淋巴滤泡和边缘区组成。白髓与红髓交界的狭窄区域为边缘区 (marginal zone)，内含 T 细胞、B 细胞和较多 Mφ。中央动脉的侧支末端在此处膨大形成边缘窦 (marginal sinus)，内含少量血细胞

红髓：红髓 (red pulp) 分布于被膜下、小梁周围及白髓边缘区外侧的广大区域，由脾索和脾血窦 (splenic sinus) 组成。脾索为索条状组织，主要含 B 细胞、浆细胞、Mφ和 DC。脾索之间为脾血窦，其内充满血液

(二) 功能

T 细胞和 B 细胞定居的场所：脾是各种成熟淋巴细胞定居的场所，B 细胞占脾淋巴细胞总数的 60%，T 细胞占 40%

免疫应答发生的场所：是机体对血源性抗原产生免疫应答的主要场所

合成某些生物活性物质：如某些补体成分等

过滤作用：体内 90% 的循环血液要流经脾，脾内的 Mφ 和 DC 吞噬、清除血液中的病原体、衰老的 RBC 和 WBC、免疫复合物及其他异物，发挥过滤作用，净化血液

三、黏膜免疫系统 (mucosal immune system，MIS)

亦称黏膜相关淋巴组织 (mucosal-associated lymphoid tissue，MALT)，主要指呼吸道、胃肠道及泌尿生殖道黏膜固有层和上皮细胞下散在的无被膜淋巴组织，以及某些带有生发中心的器官化的淋巴组织，如扁桃体、小肠的派氏集合淋巴结 (Peyer's patches，PP) 及阑尾等。

(一) 组成

肠相关淋巴组织 (gut-associated lymphoid tissue，GALT)：包括派氏集合淋巴结、淋巴小结 (淋巴滤泡)、上皮细胞间淋巴细胞、固有层中弥散分布的淋巴细胞等。GALT 的主要作用是抵御侵入肠道的病原微生物感染。包括 M 细胞 (membranous epithelial cell or microfold cell，膜上皮细胞或微皱褶细胞) 和上皮内淋巴细胞 (intraepithelial lymphocyte，IEL)。M 细胞是特化的抗原转运细胞，肠腔内抗原性异物→M 细胞→Mφ、DC→淋巴细胞 (浆细胞) →Ab (SIgA)，执行黏膜免疫应答；IEL 是存在于小肠黏膜上皮内的独特的细胞群，在免疫监视和细胞介导的黏膜免疫中具有重要作用

鼻相关淋巴组织 (nasal-associated lymphoid tissue，NALT)：包括咽扁桃体、腭扁桃体、舌扁桃体及鼻后部其他淋巴组织，它们共同组成韦氏环 (Waldeyer's ring)，其主要作用是抵御经空气传播的病原微生物的感染

支气管相关淋巴组织 (bronchial-associated tissue，BALT)：主要分布于各肺叶的支气管上皮下，其中主要是 B 细胞

（二）功能

参与黏膜局部免疫应答：在黏膜局部抗感染免疫防御中发挥关键作用
产生分泌型 IgA：成为黏膜局部抵御病原微生物感染的主要机制

第三节　淋巴细胞归巢与再循环

　　成熟淋巴细胞离开中枢免疫器官后，经血液循环趋向性迁移并定居于外周免疫器官或组织的特定区域，称为淋巴细胞归巢（lymphocyte homing）。淋巴细胞在血液、淋巴液、淋巴器官或组织间反复循环的过程称为淋巴细胞再循环（lymphocyte recirculation）。

一、淋巴细胞归巢

　　淋巴细胞归巢现象的分子基础是淋巴细胞与血管内皮细胞黏附分子的相互作用。介导淋巴细胞归巢的黏附分子称为淋巴细胞表面的淋巴细胞归巢受体（lymphocyte homing receptor，LHR），其相应配体称为血管地址素（vascular addressin），主要表达于血管内皮细胞表面。

二、淋巴细胞再循环

通路 ｛ 淋巴结：淋巴细胞（T、B细胞）→深皮质区→HEV→髓窦→胸导管→左锁骨下静脉进入血液
脾：脾动脉→白髓→脾索→脾血窦→脾静脉返回血液循环
其他组织：毛细血管→组织间隙→局部引流淋巴结后→输出淋巴管→胸导管和血液循环

意义：淋巴细胞在外周免疫器官和组织的分布更为合理；淋巴组织可不断地从循环池中得到新的淋巴细胞补充，有助于增强整个机体的免疫功能；增加了与抗原和 APC 接触的机会，从而产生初次或再次免疫应答；机体所有免疫器官和组织联系成为一个有机的整体，发挥免疫效应

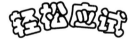

一、名词解释

1. 黏膜相关淋巴组织（MALT）
2. 淋巴细胞归巢（lymphocyte homing）
3. 淋巴细胞再循环（lymphocyte recirculation）
4. 中枢免疫器官（central immune organ）
5. 外周免疫器官（peripheral immune organ）
6. 骨髓（bone marrow）
7. 胸腺（thymus）

二、选择题

1. B 细胞成熟的场所是
   A. 扁桃体
   B. 骨髓
   C. 胸腺
   D. 淋巴结
   E. 脾
2. T 细胞成熟的场所是
   A. 胸腺

B. 脾

C. 淋巴结

D. 阑尾

E. 骨髓

3. 中枢免疫器官包括

A. 前列腺

B. 脾

C. 淋巴结

D. 肝

E. 骨髓

4. 胸腺的基质细胞**不包括**

A. 胸腺巨噬细胞

B. 胸腺树突状细胞

C. 胸腺细胞

D. 胸腺成纤维细胞

E. 胸腺上皮细胞

5. 外周免疫器官是

A. 产生免疫前体细胞的器官

B. 免疫应答发生的场所

C. 免疫细胞成熟分化的场所

D. 免疫干细胞产生和成熟的场所

E. 红细胞分化成熟的场所

6. 中枢免疫器官是下列哪一个

A. 脾

B. 淋巴结

C. 骨髓

D. 肠淋巴组织

E. 扁桃体

7. 禽类新生期切除法氏囊的后果是

A. 细胞免疫功能正常，体液免疫功能缺陷

B. 细胞免疫功能缺陷，体液免疫功能正常

C. 细胞免疫功能与体液免疫功能均正常

D. 细胞免疫功能与体液免疫功能均缺陷

E. 非特异免疫功能亢进

8. 下述哪种器官或细胞可对抗原进行特异性识别并产生免疫应答反应

A. 脑

B. 浆细胞

C. 血液中的中性粒细胞

D. 脾和淋巴结中的 B 细胞

E. 脾和淋巴结中的 Mφ 细胞

9. 中枢免疫器官与外周免疫器官的区别是

A. 中枢免疫器官是 T 细胞分化成熟的场所

B. 中枢免疫器官是 B 细胞分化成熟的场所

C. 外周免疫器官是 T 细胞分化成熟的场所

D. 外周免疫器官是 B 细胞分化成熟的场所

E. 中枢免疫器官是免疫细胞分化成熟的场所，外周免疫器官是免疫细胞分布居留及发生免疫应答的场所

10. 禽类 B 细胞分化成熟的部位是

A. 法氏囊

B. 胸腺

C. 骨髓

D. 淋巴结

E. 脾

11. 受抗原刺激后发生免疫应答的部位是

A. 骨髓

B. 胸腺

C. 腔上囊

D. 淋巴结

E. 唾液腺

12. 既是淋巴器官，又有内分泌功能的是

A. 淋巴结

B. 扁桃体

C. 胸腺

D. 胰

E. 脾

13. 小儿骨髓外造血的器官是

A. 卵巢

B. 胆囊

C. 脾

D. 淋巴管

E. 盲肠

14. 骨髓**不具备**的功能是

A. 产生 B 细胞

B. 产生粒细胞

C. 产生红细胞

D. 产生 T 细胞

E. 产生血小板

15. 鸟类的腔上囊相当于人类的

A. 骨髓

B. 胸腺

C. 胰腺

D. 淋巴结

E. 唾液腺

三、问答题

1. 简述中枢免疫器官和外周免疫器官的组成和功能。

2. 试述淋巴结、脾和肠黏膜相关淋巴组织的结构特点及其与功能的关系。

3. 什么是淋巴细胞再循环？有何生物学意义？

4. 试述 T 细胞在胸腺中发育的主要过程。

5. 简述 B 细胞在骨髓中的发育过程。

选择题答案

1. B　　2. A　　3. E　　4. C　　5. B　　6. C　　7. A　　8. D　　9. E　　10. A

11. D　　12. C　　13. C　　14. D　　15. A

第三章 抗 原

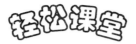

　　抗原（antigen，Ag）是指能与 T 细胞的 TCR 及 B 细胞的 BCR 结合，促使其增殖、分化，产生抗体或致敏淋巴细胞，并与之结合，进而发挥免疫效应的物质。抗原一般具备两个重要特性：一是免疫原性（immunogenicity），即抗原刺激机体产生免疫应答，诱生抗体或致敏淋巴细胞的能力；二是抗原性（antigenicity），即抗原与其所诱生的抗体或致敏淋巴细胞有特异性结合的能力。同时具有免疫原性和抗原性的物质称免疫原（immunogen），又称完全抗原（complete antigen），即通常所称的抗原；仅具备抗原性而不具备免疫原性的物质，称为不完全抗原（incomplete antigen），又称半抗原（hapten）。

第一节　抗原的异物性与特异性

一、异物性

　　异物性是抗原的重要性质。异物即非己的物质。一般来说，抗原与机体之间的亲缘关系越远，组织结构差异越大，异物性越强，其免疫原性就越强。

二、特异性

　　抗原的特异性是指抗原刺激机体产生免疫应答及其与应答产物发生反应所显示的专一性。决定抗原特异性的结构基础是存在于抗原分子中的抗原表位。

表位 {
概念：抗原分子中决定抗原特异性的特殊化学基团，称为抗原表位（epitope），又称抗原决定基（antigenic determinant）或抗原决定簇。它是与 TCR/BCR 及抗体特异性结合的基本结构单位

类型：顺序表位（sequential epitope）；构象表位（conformational epitope）
T 细胞表位和 B 细胞表位：T 细胞仅识别抗原提呈细胞加工提呈的线性表位，B 细胞则可以识别线性表位和构象表位。根据 T、B 细胞所识别的抗原表位的不同分为 T、B 细胞表位。B 细胞表位一般多位于抗原表面，T 细胞表位可存在于抗原物质的任意部位

影响因素：抗原表位的性质、数目、位置和空间构象决定着抗原表位的特异性

表位-载体作用：表位（半抗原）必须与蛋白质载体偶联后，经载体蛋白活化 Th 细胞，诱导出抗半抗原抗体

共同抗原（共有决定基）：某些抗原不仅可与其诱生的抗体或致敏淋巴细胞反应，还可与其他抗原诱生的抗体或致敏淋巴细胞发生反应，主要因为这些抗原分子之间含有的相同或相似的抗原表位，称为共同抗原表位或共有决定簇

共同抗原表位与交叉反应：由抗原的异质性和共同表位所致

抗原结合价：能与抗体分子结合的抗原表位的总数称为抗原结合价。只有二价或以上的抗原，才可能与抗体形成大分子的抗原抗体复合物
}

第二节 影响抗原诱导免疫应答的因素

抗原分子的理化性质
- 化学性质：大分子有机物，如蛋白质、糖蛋白、脂蛋白和多糖类、脂多糖都有免疫原性
- 分子量大小：10kD 以上
- 结构的复杂性：胰岛素序列中含芳香族氨基酸，其免疫原性较强
- 分子构象：空间构象很大程度上影响抗原的免疫原性
- 易接近性：是指抗原表位被淋巴细胞抗原受体所能接近的程度
- 物理性质：聚合状态的蛋白质较其单体有更强的免疫原性。颗粒性抗原的免疫原性强于可溶性抗原。将免疫原性弱的物质吸附在某些大颗粒表面，可增强其免疫原性

宿主方面的因素：遗传因素和健康状态

抗原进入机体方式的影响
- 抗原剂量要适中：太低和太高则诱导免疫耐受
- 免疫途径效果：皮内＞皮下＞腹腔和静脉注射，口服易诱导耐受
- 注射间隔时间要适当：次数不要太频
- 免疫佐剂的使用：弗氏佐剂诱导 IgG，明矾佐剂诱导 IgE 类抗体产生

第三节 抗原的种类

一、根据诱生抗体时需否 Th 细胞参与分类

胸腺依赖性抗原（thymus dependent antigen，TD-Ag）：此类抗原刺激 B 细胞产生抗体时依赖于 T 细胞辅助，故又称 T 细胞依赖抗原

胸腺非依赖性抗原（thymus independent antigen，TI-Ag）：该类抗原刺激机体产生抗体时无需 T 细胞的辅助，又称 T 细胞非依赖性抗原。TI-Ag 可分为 TI-1 抗原和 TI-2 抗原

二、根据抗原与机体的亲缘关系分类

异嗜性抗原（heterophilic antigen）：为一类与种属无关，存在于人、动物及微生物之间的共同抗原

异种抗原（xenogenic antigen）：指来自于另一物种的抗原性物质

同种异型抗原（allogenic antigen）：指同一种属不同个体间所存在的抗原

自身抗原（autoantigen）：在正常情况下，机体对自身组织细胞不会产生免疫应答，即自身耐受

独特型抗原（idiotypic antigen）：T 细胞抗原识别受体（TCR）及 BCR 或 Ig 的 V 区所具有的独特的氨基酸顺序和空间构象，可诱导自体产生相应的特异性抗体

三、根据抗原是否在抗原提呈细胞内合成分类

内源性抗原（endogenous antigen）：指在抗原提呈细胞内新合成的抗原

外源性抗原（exogenous antigen）：指并非由抗原提呈细胞合成、来源于细胞外的抗原

四、其他分类

根据抗原的产生方式的不同，将其分为天然抗原和人工抗原；根据其物理性状的不同，分为颗粒性抗原和可溶性抗原；根据抗原的化学性质，可分为蛋白质抗原、多糖抗原及多肽抗原等；根据抗原诱导免疫应答的作用，可分为移植抗原、肿瘤抗原、变应原、过敏原及耐受原。

第四节　非特异性免疫刺激剂

一、超抗原（superantigen，SAg）

某些抗原物质，只需要极低浓度（1～10ng/ml）即可激活 2％～20％ T 细胞克隆，产生极强的免疫应答，这类抗原称为超抗原（superantigen，SAg）。与普通蛋白质抗原不同，超抗原的一端可直接与 TCR 的 Vβ 链 CDR3 外侧区域结合，以完整蛋白的形式激活 T 细胞，另一端和抗原提呈细胞表面的 MHC Ⅱ 类分子的抗原结合槽外部结合，因而超抗原不涉及 Vβ 的 CDR3 及 TCRα 的识别，不受 MHC 的限制。

超抗原的种类：超抗原主要有外源性超抗原（如金黄色葡萄球菌肠毒素 A～E）和内源性超抗原（如小鼠乳腺肿瘤病毒蛋白）两类。近年亦发现有作用于 TCRγδ[+] T 细胞的超抗原如热休克蛋白以及 B 细胞超抗原如金黄色葡萄球菌蛋白 A 和人类免疫缺陷病毒 gp120。

二、佐剂（adjuvant）

预先或与抗原同时注入体内，可增强机体对该抗原的免疫应答或改变免疫应答类型的非特异性免疫增强性物质，称为佐剂。

作用机制 { 改变抗原物理性状，延缓抗原降解和排除，延长抗原在体内潴留时间
刺激单核-巨噬细胞系统，增强其对抗原的处理和提呈能力
刺激淋巴细胞的增殖分化，从而增强和扩大免疫应答的能力

用途 { 增强特异性免疫应答，用于预防接种及制备动物抗血清
非特异性免疫增强剂，用于抗肿瘤与抗感染的辅助治疗，如 HSP、ISCOM、FIA 等

三、丝裂原（mitogen）

丝裂原亦称有丝分裂原，可致细胞发生有丝分裂而得名。是一种非特异性的淋巴细胞多克隆激活剂。

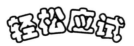

一、名词解释

1. 抗原（Ag）

2. 半抗原（hapten）

3. 佐剂（adjuvant）

4. 表位（epitope）

5. 胸腺依赖性抗原（TD-Ag）

6. 异嗜性抗原（heterophilic antigen）

7. 超抗原（SAg）

8. 胸腺非依赖性抗原（TI-Ag）

9. 完全抗原（complete antigen）

10. 丝裂原（mitogen）

二、选择题

1. 超抗原的特点是
   A. 可以多克隆激活某些 T 细胞
   B. 必须经过抗原提呈细胞的加工和处理
   C. 半抗原
   D. 有严格的 MHC 限制性
   E. 与自身免疫病无关

2. 与完全抗原相比较，半抗原的特点是
   A. 多数为蛋白质
   B. 有反应性，但没有免疫原性
   C. 有免疫原性，但没有反应性
   D. 既没有免疫原性，也没有反应性
   E. 有免疫原性和反应性

3. 胸腺依赖性抗原是指
   A. 仅存在于 T 细胞上
   B. 相应抗体是在胸腺中产生的
   C. 对此抗原不产生体液性免疫
   D. 一定在胸腺中产生此种抗原
   E. 只有在 T 细胞辅助下才能产生针对这种抗原的抗体

4. 辅佐抗原提高免疫原性或改变引起免疫应答类型的物质称为
   A. 调理素
   B. 半抗原
   C. 过敏原
   D. 佐剂
   E. 耐受原

5. 对半抗原的描述下列哪项是正确的
   A. 与载体偶联后只能引起体液免疫应答
   B. 是大分子物质
   C. 通常是多肽
   D. 本身不具有免疫原性
   E. 只有与载体偶联才能与抗体分子结合

6. 下列哪项是对 TI 抗原的正确理解
   A. 引起抗体产生需 T 细胞的参与
   B. 引起强的 IgG 应答
   C. 引起抗体产生不需 T 细胞的参与
   D. 通常是蛋白质
   E. 与 TCR 结合并使之失活

7. 半抗原
   A. 既有免疫原性，又有免疫反应性
   B. 与蛋白质载体偶联后，才能与相应抗体结合
   C. 只有免疫原性，而无免疫反应性
   D. 既无免疫原性，又无免疫反应性
   E. 与抗原决定簇具有相似的含义

8. 完全抗原
   A. 只有免疫原性，无免疫反应性
   B. 只有免疫反应性，无免疫原性
   C. 既无免疫原性，又无免疫反应性
   D. 既有免疫原性，又有免疫反应性
   E. 不能激发细胞免疫应答

9. T 细胞识别的抗原表位
   A. 通常具有一定的空间结构
   B. 必须能与抗体结合
   C. 为一个完整的蛋白质分子
   D. 为一个有少数氨基酸残基组成的多肽片段
   E. 必须有糖基化修饰

10. 一般情况下，难以诱导免疫应答的物质是
    A. 蛋白质
    B. 糖蛋白
    C. 脂多糖
    D. 脂类
    E. 多糖类

11. 一般来说，抗原的分子量要大于
    A. 1kD
    B. 10kD
    C. 100kD
    D. 1000kD
    E. 10 000kD

12. 能诱导机体产生变态反应的是
    A. 半抗原
    B. 超抗原
    C. 丝裂原
    D. 变应原
    E. 耐受原

13. 抗原免疫原性的本质是
    A. 抗原性
    B. 可溶性
    C. 特异性

D. 异嗜性

E. 异物性

14. 新生动物容易患细菌感染，是因为对哪类抗原不应答

    A. 蛋白质

    B. 多糖类

    C. 多肽类

    D. 糖蛋白

E. 植物蛋白

15. 下列哪种物质不是 TD-Ag

    A. 血细胞

    B. 血清蛋白

    C. 免疫球蛋白

    D. 乙肝病毒表面抗原

    E. 肺炎球菌荚膜多糖

三、问答题

1. 试述决定抗原特异性的结构基础。

2. 试比较 TD-Ag 和 TI-Ag 的特点。

3. 简述影响抗原免疫应答的主要因素。

4. 试述超抗原与普通抗原的异同点。

5. 什么是佐剂？举例说明佐剂的作用及其在免疫学上的应用。

选择题答案

1. A   2. B   3. E   4. D   5. D   6. C   7. E   8. D   9. D   10. D

11. B   12. D   13. E   14. B   15. E

第四章　免疫球蛋白

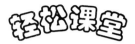

　　抗体（antibody，Ab）是介导体液免疫的重要效应分子，是B细胞接受抗原刺激后增殖分化为浆细胞所产生的糖蛋白。将具有抗体活性或化学结构与抗体相似的球蛋白统一命名为免疫球蛋白（immunoglobulin，Ig），Ig主要存在于血清等体液中，能与相应抗原特异性地结合，发挥免疫功能。可分为分泌型（secreted Ig，SIg）和膜型（membrane Ig，mIg）。前者主要存在于血液及组织液中，具有抗体的各种功能；后者构成B细胞膜上的抗原受体。

第一节　免疫球蛋白的结构

一、免疫球蛋白的基本结构

　　X射线晶体衍射结构分析发现，免疫球蛋白由四肽链分子组成，各肽链间有数量不等的链间二硫键。结构上Ig可分为三个长度大致相同的片段，其中两个长度完全一致的片段位于分子的上方，通过一易弯曲的区域与主干连接，形成一"Y"字型结构，称为Ig单体，构成免疫球蛋白分子的基本单位。

重链与轻链
- 重链（heavy chain，H）：各类免疫球蛋白重链恒定区的氨基酸组成和排列顺序及其抗原性不同，据此可将Ig分为IgM、IgD、IgG、IgA和IgE五类。其相应的重链分别为μ链、δ链、γ链、α链和ε链
- 轻链（light chain，L）：轻链有两种，分别为κ链和λ链，据此可将Ig分为κ型和λ型

可变区和恒定区
- 可变区（variable region，V）：免疫球蛋白轻链和重链中靠近N端、氨基酸序列变化较大的区域称为可变区，V区氨基酸组成和排列顺序高度可变的区域称为高变区（hypervariable region，HVR）或互补决定区（complementarity determining region，CDR）
- 恒定区（constant region，C）：靠近C端氨基酸序列相对稳定的区域，称为恒定区（C区）

铰链区（hinge region）：位于CH1与CH2之间，含有丰富的脯氨酸，因此易伸展弯曲

结构域（domain）：Ig分子的两条重链和两条轻链都可折叠为数个球形结构域（domain），每个结构域一般具有其相应的功能

二、免疫球蛋白的其他成分

{
J 链（joining chain）：是一富含半胱氨酸的多肽链，由浆细胞合成，主要功能是将单体 Ig
分子连接为多聚体

分泌片（secretory piece，SP）：又称为分泌成分（secretory component，SC），是分泌型
IgA 分子上的一个辅助成分，为一种含糖的肽链，由黏膜
上皮细胞合成和分泌
}

三、免疫球蛋白的水解片段

免疫球蛋白分子肽链的某些部分易被蛋白酶水解为不同片段。木瓜蛋白酶（papain）和胃蛋白酶（pepsin）是最常用的两种 Ig 蛋白水解酶。

木瓜蛋白酶水解片段
{
Fab 段：抗原结合片段（fragment antigen binding，Fab），相当于抗体
分子的两个臂，由一条完整的轻链和重链的 VH 和 CH 结构
域组成

Fc 段：可结晶片段（fragment crystallizable，Fc），相当于 IgG 的 CH2
和 CH3 结构域
}

胃蛋白酶水解片段
{
F（ab′）$_2$ 片段：同时结合两个抗原表位，故与抗原结合可发生凝集反应
和沉淀反应

pFc′：最终被降解，无生物学作用
}

第二节 免疫球蛋白的异质性

不同抗原甚至同一抗原刺激 B 细胞产生的免疫球蛋白，在其特异性以及类型等诸方面均不尽相同，呈现出明显的异质性。

一、免疫球蛋白的类型

{
类：重链分为 γ、α、μ、σ、ε 链 5 种，与此对应的 Ig 分为 5 类，IgG、IgA、IgM、IgD 和 IgE

亚类：同一类免疫球蛋白其重链的抗原性及二硫键数目和位置不同，据此又可将 Ig 分为亚类

型：根据 Ig 轻链 C 区所含抗原表位的不同，可将 Ig 轻链分为 κ 和 γ 两种

亚型：根据其轻链 C 区 N 端氨基酸排列的差异，又可分为亚型
}

二、外源因素所致的异质性——免疫球蛋白的多样性

理论上，每一种抗原表位可诱导产生一种特异性抗体。因此，这些抗原可刺激机体产生的抗体的总数是巨大的，包含针对各种抗原表位的许多不同抗原特异性的抗体，以及针对同一抗原表位的不同类型的抗体。

三、内源因素所致的异质性——免疫球蛋白的血清型

{
同种型（isotype）：存在于同种抗体分子中的抗原表位称为同种型，是同一种属所有个体
Ig 分子共有的抗原特异性标志，为种属型标志，存在于 Ig 的 C 区

同种异型（allotype）：同一种属但不同个体来源的抗体分子也具有免疫原性的不同，也可
刺激机体产生特异性免疫应答

独特型（idiotype，Id）：由于其 CDR 区的氨基酸序列的不同，同一种属、同一个体来源的
抗体分子可显示不同的免疫原性，称为独特型。独特型表位在异
种、同种异体甚至同一个体内均可刺激产生相应抗体，即抗独特
型抗体。某些抗独特型抗体可作为一种负反馈因素，对独特型抗体
的分泌起抑制作用，然后，大量抗抗体的产生，又可以诱发出抗抗
独特型抗体。如此反复，构成独特型网络，从而发挥免疫调节作用
}

第三节　免疫球蛋白的功能

一、Ig V 区的功能

识别并特异性结合抗原是免疫球蛋白分子的主要功能，执行该功能的结构是免疫球蛋白 V 区，其中，CDR 部位在识别和结合特异性抗原中起决定性作用。

三、Ig C 区的功能

激活补体：IgM、IgG1 和 IgG3 激活补体系统的能力较强，IgG2 激活能力较弱。IgA、IgE 和 IgG4 难于激活补体，但形成聚合物后可通过旁路途径激活补体系统，IgD 不能激活补体。

结合 Fc 受体
- 调理作用（opsonization）：指抗体如 IgG（特别是 IgG1 和 IgG3）的 Fc 段与中性粒细胞、巨噬细胞上的 IgG Fc 受体结合，通过 IgG 的 Fab 段和 Fc 段的"桥联"作用，从而增强吞噬作用
- 抗体依赖的细胞介导的细胞毒作用（antibody-dependent cell-mediated cytotoxicity，ADCC）：指具有杀伤活性的细胞如 NK 细胞通过其表面表达的 Fc 受体识别包被于靶抗原上的抗体 Fc 段，直接杀伤靶细胞。NK 细胞是介导 ADCC 的主要细胞
- 介导 I 型超敏反应：IgE 为亲细胞抗体，可通过其 Fc 段与肥大细胞和嗜碱性粒细胞表面的高亲和力 IgE Fc 受体（FcεR I）结合，并使其致敏

穿过胎盘和黏膜：IgG 是唯一能通过胎盘的免疫球蛋白，对于新生儿抗感染具有重要意义

第四节　各类免疫球蛋白的特性与功能

一、IgG

血清和胞外液中含量最高的 Ig 是再次免疫应答产生的主要抗体，其亲和力高，在体内分布广泛，具有重要的免疫效应，是机体抗感染的"主力军"。

二、IgM

单体：膜结合型（mIgM）表达于 B 细胞表面，构成 B 细胞抗原受体（BCR）

分泌型：为五聚体，是分子量最大的 Ig，称为巨球蛋白（macroglobulin），一般不能通过血管壁，主要存在于血液中。含 10 个 Fab 段，具有很强的抗原结合能力；含 5 个 Fc 段，比 IgG 更易激活补体。天然的血型抗体为 IgM，血型不符的输血，可致严重溶血反应。IgM 是个体发育过程中最早合成和分泌的抗体，在胚胎发育晚期的胎儿即能产生 IgM，故脐带血 IgM 升高提示胎儿有宫内感染。IgM 也是初次体液免疫应答中最早出现的抗体，是机体抗感染的"先头部队"；血清中检出 IgM，提示新近发生感染，可用于感染的早期诊断

三、IgA

> 血清型：为单体，主要存在于血清中
>
> 分泌型：分泌型 IgA（secretory IgA，SIgA）为二聚体，由 J 链连接，含内皮细胞合成的分泌成分，经分泌性上皮细胞分泌。SIgA 是外分泌液中的主要抗体类别，参与黏膜局部免疫。婴儿从母亲初乳中获得 SIgA，为重要的自然被动免疫

四、IgD

> 血清型：生物学功能尚不清楚
>
> 膜结合型 IgD（mIgD）：构成 BCR，是 B 细胞分化发育成熟的标志

五、IgE

IgE 是正常人血清中含量最少的 Ig，主要由黏膜下淋巴组织中的浆细胞分泌。IgE 为亲细胞抗体，可与肥大细胞、嗜碱性粒细胞上的高亲和力 FcεRⅠ 结合，引起Ⅰ型超敏反应。

第五节 人工制备抗体

一、多克隆抗体

天然抗原分子中常含多种不同抗原特异性的抗原表位，以该抗原物质刺激机体免疫系统，体内多个 B 细胞克隆被激活，产生的抗体中实际上含有针对多种不同抗原表位的免疫球蛋白，称为多克隆抗体。

二、单克隆抗体

每个杂交瘤细胞由一个 B 细胞融合而成，每个 B 细胞克隆仅识别一种抗原表位，故经筛选和克隆化的杂交瘤细胞仅能合成及分泌抗单一抗原表位的特异性抗体，称为单克隆抗体（monoclonal antibody，mAb）。

三、基因工程抗体

基因工程抗体制备的基本思路是将部分或全部人源抗体的编码基因，或克隆到真核或原核表达系统中，体外表达人-鼠嵌合或人源化抗体；或转基因至自身抗体编码基因剔除的小鼠体内，主动免疫诱生人源抗体。

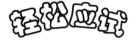

一、名词解释

1. 免疫球蛋白（Ig）

2. 抗体（Ab）

3. 重链（heavy chain，H 链）

4. 轻链（light chain，L 链）

5. 调理作用（opsonization）

6. 抗体依赖性细胞介导的细胞毒作用（anti-

body dependent cell-mediated cytotoxicity, ADCC)

7. 可变区（variable region，V区）

8. 恒定区（constant region，C区）

9. 互补决定区（CDR）

10. 独特型（Id）

11. 骨架区（framework region，FR）

12. 铰链区（hinge region）

13. J链（joining chain）

14. 分泌片（secretory piece，SP）

15. 单克隆抗体（mAb）

16. 多克隆抗体（polyclonal antibody，PcAb）

二、选择题

1. 抗体分子的CDR位于哪个结构域
   A. CH和CL
   B. VH和VL
   C. VH和CH
   D. VH和CL
   E. CH

2. 用马血清制备的破伤风抗毒素对人来说是
   A. 抗原
   B. 半抗原
   C. 超抗原
   D. 异嗜抗原
   E. 抗体

3. 抗体与抗原结合的部位是
   A. 轻链的V区
   B. 重链的C区
   C. Fc片段
   D. 重链和轻链的V区
   E. 重链的V区

4. 与肥大细胞结合的高亲和性Ig是
   A. IgG
   B. IgD
   C. IgE
   D. IgM
   E. IgA

5. 用胃蛋白酶可将IgG分子水解成
   A. 2Fab和pFc'
   B. 2Fab和Fc
   C. F（ab'）$_2$和pFc'
   D. Fc
   E. F（ab'）$_2$

6. 决定Ig类别的是
   A. 可变区
   B. 二硫键
   C. J链

   D. H链
   E. L链

7. 抗体激活补体的部位是
   A. VH和VL区
   B. CH区
   C. VL区
   D. VH区
   E. CL区

8. Ig的类别特异性抗原决定基与哪个有关
   A. L链
   B. J链
   C. 二硫键
   D. H链
   E. 可变区

9. AB血型人的红细胞膜上和血清中分别含
   A. A凝集原和抗A、抗B凝集素
   B. B凝集原和抗B凝集素
   C. A凝集原和抗B凝集素
   D. B凝集原和抗A凝集素
   E. A、B凝集原，不含抗A、抗B凝集素

10. 在血浆蛋白质电泳中，泳动最慢的蛋白质是
    A. 清蛋白
    B. α_1-球蛋白
    C. α_2-球蛋白
    D. β-球蛋白
    E. γ-球蛋白

11. 决定Ig型别的是
    A. 可变区
    B. 二硫键
    C. J链
    D. H链
    E. L链

12. 体内含量最多的免疫球蛋白是

A. IgG

B. IgD

C. IgE

D. IgM

E. IgA

13. 能通过胎盘的免疫球蛋白是

　　A. IgG

　　B. IgD

　　C. IgE

　　D. IgM

　　E. IgA

14. 单克隆抗体的特点是

　　A. 能识别多个抗原表位

　　B. 为多种抗体的混合

　　C. 为多个克隆的 B 细胞所产生

　　D. 具有均一性

　　E. 通常是 IgG

15. 血清中含量最少的免疫球蛋白是

　　A. IgG

　　B. IgD

　　C. IgE

　　D. IgM

　　E. IgA

16. 黏膜表面免疫球蛋白一般具有哪种特殊成分或结构

　　A. 链内二硫键

　　B. 链间二硫键

　　C. CDR

　　D. 分泌片

　　E. 铰链区

17. 能介导 ADCC 效应的免疫球蛋白有

　　A. IgG

　　B. IgD

　　C. IgE

　　D. IgA

　　E. 以上都不是

18. 用木瓜蛋白酶可将 IgG 分子水解成

　　A. 2 个 Fab 和 1 个 Fc 片段

　　B. 1 个 Fab 和 1 个 Fc 片段

　　C. 1 个 F（ab′）$_2$ 和若干 pFc′ 片段

　　D. 2 条重链和 2 条轻链

　　E. 1 条重链和 2 条轻链

19. 免疫球蛋白重链和轻链间是通过哪种形式连接的

　　A. 链内二硫键

　　B. 链间二硫键

　　C. 离子键

　　D. 范德华力

　　E. 氢键

20. 一个 T 细胞和 B 细胞计数正常的年轻病人因为反复发生严重的细菌感染性肉芽肿而就诊。检测发现，该病人 CD4$^+$ T 细胞存在 CD40 配体的缺陷。因此，在这个病人体内，哪一种在 B 细胞为单体但在血清中为五聚体存在的，与初次免疫应答有关的免疫球蛋白会显著升高？

　　A. IgG

　　B. IgA

　　C. IgM

　　D. IgD

　　E. IgE

21. 一个长期进食未充分煮熟的猪肉的病人发生了腹泻和低热。横纹肌活检可见多发性包囊。嗜酸性粒细胞升高。下列免疫球蛋白中，与寄生虫免疫最相关的是

　　A. IgG

　　B. IgA

　　C. IgM

　　D. IgD

　　E. IgE

22. 一个患有小脑疾病和蜘蛛痣的病人被诊断为毛细血管共济失调症的 T 细胞和 B 细胞联合免疫缺陷。这个病人还有 DNA 修复酶缺陷，在唾液、眼泪和肠道及生殖道分泌物中的哪个主要抗体的免疫球蛋白类型在这个疾病中也会发生缺陷？

　　A. IgG

　　B. IgA

　　C. IgM

　　D. IgD

　　E. IgE

23. 与其他四种类型相比，哪一类免疫球蛋白是再次免疫应答中最主要的，而且也是在胎儿体内五类免疫球蛋白中浓度最高的？

A. IgG

B. IgA

C. IgM

D. IgD

E. IgE

24. 对一位年轻病人采用放射免疫技术和免疫电泳技术评价其体液免疫系统的功能。下列免疫球蛋白中，哪一种是目前功能未知且在血清中浓度很低，但存在于 B 细胞表面的（可能具有抗原受体的功能）？

A. IgG

B. IgA

C. IgM

D. IgD

E. IgE

三、问答题

1. 试述免疫球蛋白的结构及其功能。
2. 试述免疫球蛋白的异质性及其决定因素。
3. 试比较各类免疫球蛋白的异同点。
4. 试述单克隆抗体的特点，并举例说明其在临床中的应用。

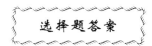

选择题答案

1. B　　2. A　　3. D　　4. C　　5. C　　6. D　　7. B　　8. D　　9. E　　10. E

11. E　　12. A　　13. A　　14. D　　15. C　　16. D　　17. A　　18. A　　19. B　　20. C

21. E　　22. B　　23. A　　24. D

第五章 补体系统

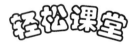

第一节 补体概述

补体是新鲜血清中存在的一种不耐热的成分，可辅助特异性抗体介导的溶菌作用。由于这种成分是抗体发挥溶细胞作用的必要补充条件，故被称为补体（complement，C）。补体并非单一分子，而是存在于血清、组织液和细胞膜表面的一组经活化后具有酶活性的蛋白质，包括三十余种可溶性蛋白和膜结合蛋白，故被称为补体系统。

一、补体系统的组成和理化性质

在体液中参与补体活化级联反应的各种固有成分
以可溶性形式或膜结合形式存在的各种补体调节蛋白
结合补体片段或调节补体生物效应的各种受体

二、补体系统的命名

参与补体经典激活途径的固有成分，按其被发现的先后分别命名为 C1（q、r、s）、C2、……C9

补体系统的其他成分以英文大写字母表示，如 B 因子、D 因子、P 因子、H 因子、MBL 等

补体调节蛋白多以其功能命名，如 C1 抑制物、C4 结合蛋白、衰变加速因子等

补体活化后的裂解片段，以该成分的符号后面附加小写英文字母表示，如 C3a、C3b 等；
具有酶活性的成分或复合物，在其符号上划一横线表示，如 $\overline{C1}$、$\overline{C3bBb}$

灭活的补体片段，在其符号前加英文字母 i 表示，如 iC3b

第二节 补体激活途径

在生理情况下，血清中大多数补体成分均以无活性的酶前体形式存在。只有在某些活化物的作用下，或在特定的固相表面上，补体各成分才依次被激活。每当前一组分被激活，即具备了裂解下一组分的活性，由此形成一系列放大的级联反应，继之以补体分子的组装，在细胞上打孔，最终导致溶细胞效应。同时，在补体活化过程中可产生多种水解片段，它们具有不同的生物学效应，广泛参与机体免疫调节与炎症反应。

一、补体活化的经典途径

经典途径（classical pathway）又称第一途径（图 5-1），它是抗体介导的体液免疫应答的主要效应方式。激活的顺序为 C1（C1q、C1r、C1s）、C2、C4、C3、C 5……C9。

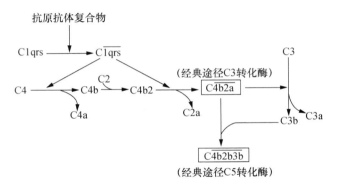

图 5-1 补体激活的经典途经

二、补体活化的 MBL 途径

补体活化的 MBL 途径（mannan-binding lectin pathway），亦称凝集素途径（lectin pathway）（图 5-2），与经典途径的过程基本类似，但其激活起始于炎症期产生的蛋白质与病原体结合之后，而非依赖于抗原-抗体复合物的形成。

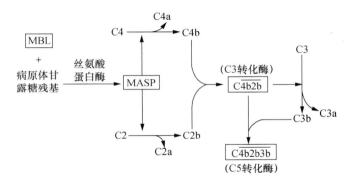

图 5-2 补体激活的 MBL 途经

三、补体活化的旁路途径

不经 C1、C4、C2 途径，而由 C3、B 因子、D 因子参与的激活过程，称为补体活化的旁路途径（alternative pathway），又称第二途径（图 5-3）。

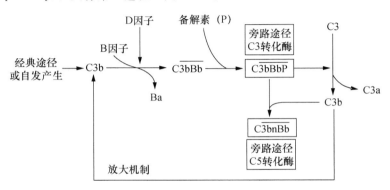

图 5-3 补体活化的旁路途径

四、补体活化的共同末端效应

三条补体活化途径形成的 C5 转化酶，均可裂解 C5，这是补体级联反应中最后一个酶促步骤。此后的过程仅涉及完整蛋白质成分的结合与聚合。

两类末端产物 {
若补体激活发生在脂质双层上，则可形成由 C5b～9 组成的膜攻击复合物（MAC）

若补体激活发生在无靶细胞的血清中，则相关的补体成分可与 S 蛋白形成亲水性、无溶细胞活性的 SC5b～7、SC5b～8、SC5b～9
}

第三节　补体系统的调节

一、补体的自身调控

补体激活过程中生成的某些中间产物极不稳定，成为级联反应的重要自限因素。

例如 {
不同激活途径的 C3 转化酶（C4b2b 和 C3bBb）均极易衰变，从而限制 C3 裂解及其后的酶促反应

与细胞膜结合的 C4b、C3b 及 C5b 也易衰变，可阻断补体级联反应

只有结合于固相的 C4b、C3b 及 C5b 才能触发经典途径，而旁路途径的 C3 转化酶则仅在特定的细胞或颗粒表面才具有稳定性
}

二、补体调节因子的作用

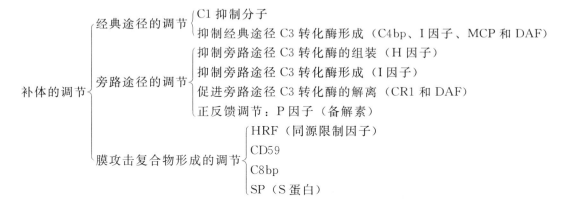

补体的调节 {

经典途径的调节 {
C1 抑制分子

抑制经典途径 C3 转化酶形成（C4bp、I 因子、MCP 和 DAF）
}

旁路途径的调节 {
抑制旁路途径 C3 转化酶的组装（H 因子）

抑制旁路途径 C3 转化酶形成（I 因子）

促进旁路途径 C3 转化酶的解离（CR1 和 DAF）

正反馈调节：P 因子（备解素）
}

膜攻击复合物形成的调节 {
HRF（同源限制因子）

CD59

C8bp

SP（S 蛋白）
}

}

第四节　补体的生物学意义

三条补体激活途径通过末端通路于细胞膜表面组装 MAC，介导溶细胞效应。同时，补体激活过程中可生成多种裂解片段，通过与细胞膜表面相应受体结合而介导多种生物功能。通过上述机制，补体系统在机体抗感染免疫防御、维护内环境稳定及作为连接固有免疫和适应性免疫的桥梁中发挥重要作用。另外，补体还可与其他血浆酶系统相互作用，产生一系列生理和病理效应，具有十分重要的生物学意义。

参与宿主早期抗感染免疫 ┤ 溶解细胞、细菌和病毒
　　　　　　　　　　　　调理作用
　　　　　　　　　　　　引起炎症反应

维护机体内环境稳定 ┤ 清除免疫复合物
　　　　　　　　　　清除凋亡细胞

参与适应性免疫 ┤ 补体参与免疫应答的诱导
　　　　　　　　补体参与免疫应答的增殖分化
　　　　　　　　补体参与免疫应答的效应阶段
　　　　　　　　补体参与免疫记忆

补体与其他酶系统的相互作用 ┤ 血浆中还存在其他一些酶系统，如凝血系统、激肽系统及纤溶系统等，在酶解级联反应中，成为具有重要生物学意义的放大系统
　　　　　　　　　　　　　　　补体系统与凝血、纤溶、激肽系统间存在着十分密切的相互影响及相互调节关系
　　　　　　　　　　　　　　　补体和凝血、纤溶、激肽系统所产生的活化产物，均具有相似的致炎效应，如增加血管渗透性、扩张血管、释放溶酶体酶、趋化吞噬细胞、使平滑肌痉挛等

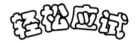

一、名词解释

1. 补体系统
2. 经典激活途径（classical pathway，CP）
3. 旁路激活途径（alternative pathway，AP）
4. 甘露糖结合凝集素途径（mannose-binding lectin pathway）
5. 膜辅助蛋白（MCP）
6. 促衰变因子（DAF）
7. 备解素
8. C1 抑制物
9. C4 结合蛋白
10. I 因子
12. H 因子
13. HRF
14. S 蛋白

二、选择题

1. 在替代途径中激活补体的免疫球蛋白是
   A. IgA
   B. IgG
   C. IgD
   D. IgE
   E. IgM

2. C3b 的生物学效应包括
   A. 溶解细胞
   B. 调理作用
   C. ADCC
   D. 免疫调节
   E. 趋化作用

3. 补体的主要产生细胞有
   A. T 细胞
   B. B 细胞
   C. NK 细胞
   D. 上皮细胞
   E. 肝细胞

4. 补体参与下列哪项反应过程
   A. 沉淀反应

B. ADCC

C. 中和反应

D. 细胞溶解反应

E. 凝集反应

5. 哪一补体成分可以刺激肥大细胞释放组胺

A. C1q

B. C2b

C. C4b

D. C3a

E. C3b

6. **不参与**旁路激活途径的补体成分是

A. D因子

B. C4

C. C3

D. C5

E. B因子

7. 补体经典激活途径各补体成分激活的顺序是

A. C124356789

B. C124536789

C. C145236789

D. C142356789

E. C123456789

8. 具有过敏毒素作用的补体组合是

A. C3a C4a

B. C3a C5a

C. C3a C4a C5a

D. C3a C5a

E. C3a C5b

9. 激活补体能力最强的Ig是

A. IgG

B. IgM

C. IgD

D. IgE

E. SIgA

10. 经典途径激活补体的C3转化酶为

A. C1q

B. C4b2b3b

C. C3bBb

D. C3bBbP

E. C4b2a

11. 下列哪种物质**不具有**酶活性

A. 活化的C1r

B. 活化的C1s

C. D因子

D. 备解素

E. 过敏毒素抑制剂

12. 具有调理吞噬作用的补体裂解产物是

A. C2b

B. C3b

C. C5b

D. C2a

E. C4a

13. 补体系统在激活后可以

A. 诱导免疫耐受

B. 抑制变态反应

C. 结合细胞毒性T细胞

D. 启动抗体的类别转换

E. 裂解细菌

14. 参与替代途径激活补体的物质是

A. IgG

B. IgM

C. IgD

D. TNF

E. MBL

15. 参与补体活化正反馈环路的成分有

A. H因子

B. I因子

C. C1

D. P因子

E. HRF

16. 对补体活化起抑制作用的是

A. B因子

B. I因子

C. D因子

D. P因子

E. MBL

17. MBL属于

A. 选择素家族

B. 凝集素家族

C. 免疫球蛋白超家族

D. 整合素家族

E. 以上都不是

18. MASP具有类似于以下哪种分子的酶活性

A. C1q

B. C1r

C. C1s

D. C3

E. C9

19. 附着于胞膜表面的 C5b～8 复合物一般可与多少个 C9 分子结合形成 MAC

　　A. 1 个

　　B. 6～9 个

　　C. 12～15 个

　　D. 25～30 个

　　E. 35 个以上

20. 具有趋化作用的补体裂解产物是

　　A. C2a

　　B. C3a

　　C. C2b

　　D. C4a

　　E. C5a

21. 补体活化三条途径中完全相同的成分是

　　A. 活化激活物

　　B. C3 转化酶

　　C. C5 转化酶

　　D. 膜攻击复合物

　　E. 所必需的离子种类

22. 补体 C1q 为

A. 单体

B. 二聚体

C. 四聚体

D. 五聚体

E. 六聚体

23. MBL 与下列哪个分子结构类似

　　A. C1q

　　B. C1r

　　C. C1s

　　D. C3

　　E. C9

24. DAF（CD55）能与下列哪个补体片段结合

　　A. C2a

　　B. C4a

　　C. C2b

　　D. C4b

　　E. C5a

25. I 因子可裂解的补体片段是

　　A. C2a

　　B. C4a

　　C. C2b

　　D. C4b

　　E. C5a

三、问答题

1. 补体系统的概念及其组成。

2. 比较补体三条激活途径的异同。

3. 试述补体激活的调节机制。

4. 补体系统具有哪些生物学作用？

5. 简述 C3b 的正反馈途径。

6. 试述补体系统在机体抗感染过程中的作用。

选择题答案

1. A　　2. B　　3. E　　4. D　　5. D　　6. B　　7. D　　8. C　　9. B　　10. E

11. D　　12. B　　13. E　　14. E　　15. D　　16. B　　17. B　　18. C　　19. C　　20. E

21. D　　22. E　　23. A　　24. D　　25. D

第六章　细胞因子

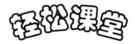

第一节　细胞因子的共同特点

细胞因子
├─ 理化特性
│　├─ 绝大多数细胞因子均为低分子量（<30kD）多肽或糖蛋白
│　├─ 多数细胞因子以单体形式存在
│　├─ 少数如 IL-10、IL-12、巨噬细胞集落刺激因子（M-CSF）、转化生长因子（TGF）-β 等以双体形式存在
│　└─ 肿瘤坏死因子（TNF）为三聚体
│
└─ 产生和分泌特点
　　├─ 多细胞来源
　　│　├─ 一种细胞因子可由多种细胞在不同条件下产生
　　│　└─ 一种细胞也可产生多种不同细胞因子
　　├─ 自分泌或旁分泌
　　│　├─ 细胞因子通常以旁分泌或自分泌方式作用于邻近细胞或细胞因子产生的细胞本身，即在局部起作用
　　│　└─ 少数细胞因子如 TGF-β、白细胞介素（IL）-1 和 M-CSF 在高剂量时也可通过内分泌的方式作用于远处细胞
　　└─ 多效性、重叠性、拮抗性和协同性

第二节　细胞因子的分类

细胞因子
├─ 白细胞介素（interleukin，IL）：是指由白细胞产生又在白细胞间发挥作用的细胞因子，后来发现白细胞介素可由其他细胞产生，也可作用于其他细胞。目前已发现了 29 种白细胞介素
├─ 干扰素（interferon，IFN）：是最早发现的细胞因子，具有干扰病毒感染和复制的能力
├─ 肿瘤坏死因子（tumor necrosis，TNF）：是一种能使肿瘤发生出血坏死的细胞因子
├─ 集落刺激因子（colony-stimulating factor，CSF）：是指能够刺激多能造血干细胞和不同发育分化阶段的造血祖细胞增殖分化，在半固体培养基中形成相应细胞集落的细胞因子。如，GM-CSF、G-CSF、EPO、SCF 和 TPO 等
├─ 生长因子（growth factor，GF）：是具有刺激细胞生长作用的细胞因子，如 TGF-β、EGF、VEGF、FGF、NGF 和 PDGF 等
└─ 趋化性细胞因子（chemokine）：主要功能是招募血液中的单核细胞、中性粒细胞、淋巴细胞等进入感染发生的部位

第三节　细胞因子的生物学活性

抗细菌作用：细菌可刺激感染部位的巨噬细胞释放 IL-1、TNF-α、IL-6、IL-8 和 IL-12，这些细胞因子转而启动对细菌的攻击

抗病毒作用
- 病毒刺激机体的细胞产生 IFN-α 和 IFN-β
- IFN-α 和 IFN-β 通过作用于病毒感染细胞和其邻近的未感染细胞产生抗病毒蛋白酶而进入抗病毒状态
- IFN-α/β 刺激病毒感染的细胞表达 MHC Ⅰ 类分子，提高其抗原提呈能力，使其更容易被杀伤性 T 淋巴细胞（CTL）识别并杀伤
- IFN-α 和 IFN-β 激活自然杀伤细胞，使其在病毒感染早期有效地杀伤病毒感染细胞
- 被病毒感染细胞激活的 CTL 分泌高水平的 IFN-γ。IFN-γ 刺激病毒感染细胞表达 MHC Ⅰ 类分子，促进 CTL 杀伤病毒感染细胞
- IFN-γ 也增强自然杀伤细胞的杀伤病毒感染细胞活性

调节固有免疫应答：病原体可刺激感染部位的巨噬细胞释放 IL-1、TNFa、IL-6、IL-8 和 IL-12 等细胞因子启动机体对病原体的攻击；促进免疫效应细胞进入感染部位并激活淋巴细胞；促进 IgG、补体和效应细胞进入感染部位和使淋巴液向淋巴结引流，激活淋巴细胞；促进抗体的生成，激活自然杀伤细胞，诱导 CD4 细胞分化成 Th1 细胞，引起发热等保护性反应

调节适应性免疫应答：细胞因子参与特异性免疫应答的免疫细胞激活、生长、分化和发挥效应的调节。在免疫应答识别和激活阶段，多种细胞因子刺激免疫活性细胞增殖，调节 B 细胞产生的免疫球蛋白的类别，使其介导不同的免疫效应。在免疫应答的效应阶段，多种细胞因子刺激免疫细胞对抗原性物质进行清除

刺激造血：在免疫应答和炎症反应过程中，白细胞、红细胞和血小板不断被消耗，因此机体需要不断从骨髓造血干细胞补充这些血细胞

促进损伤修复：包括 IL-8 在内的多种 CXC 趋化性细胞因子和成纤维细胞生长因子可促进血管的新生，对组织的损伤修复有重要的意义

纤维化：组织损伤后的愈合过程可以分为急性炎症期、组织再生期和组织纤维化期三个阶段。组织纤维化期主要是由于受损局部组织各种免疫炎症细胞以及它们分泌的细胞因子（如 TGFβ1 和 IL-4 等）引起结缔组织过度增生的瘢痕化过程

第四节　细胞因子受体

　　细胞因子受体根据其结构和信号转导途径可分为 Ⅰ 型细胞因子受体、Ⅱ 型细胞因子受体、肿瘤坏死因子受体和趋化性细胞因子受体等不同的家族或超家族。

Ⅰ 型细胞因子受体家族（class I cytokine receptor）：包括 IL-2、IL-3、IL-4、IL-5、IL-7、IL-9、IL-13、IL-15、GM-CSF 和促红细胞生成素等细胞因子的受体

Ⅱ 型细胞因子受体（class II cytokine receptor）家族：包括 IFN-α、IFN-β、IFN-γ 和 IL-10 的受体

肿瘤坏死因子受体超家族（TNF receptor super family，TNFSF）：包括 TNF 受体、神经生长因子受体、CD40 分子和 Fas 分子等

趋化性细胞因子受体家族（chemokine receptor family）：是 G-蛋白偶联受体，为 7 次跨膜的蛋白质，和相应的配体结合后经偶联 GTP 结合蛋白而发挥生物学效应

　　根据细胞因子受体 cDNA 序列以及受体胞膜外区氨基酸序列的同源性和结构征，可将细胞因子受体主要分为四种类型：免疫球蛋白超家族（IGSF）、造血细胞因子受体超家族、神经生长因子受体超家族和趋化因子受体。

第五节　细胞因子与临床

　　采用现代生物技术研制开发的重组细胞因子、细胞因子抗体和细胞因子受体拮抗蛋白已获得了广泛的临床应用。

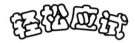

一、名词解释

1. 细胞因子（cytokines）
2. 细胞因子受体（cytokine receptor，CKR）
3. 趋化因子（chemokine）
4. 白细胞介素（interleukin，IL）
5. 干扰素（interferon，IFN）

6. 肿瘤坏死因子（tumor necrosis factor，TNF）
7. 集落刺激因子（colony stimulating factor，CSF）
8. 生长因子（growth factor，GF）
9. 旁分泌（paracrine）
10. 自分泌（autocrine）

二、选择题

1. 使 IgE 抗体产生的细胞因子是
   A. IL-1
   B. IL-2
   C. IL-3
   D. IL-4
   E. IL-8

2. 促进造血干细胞分化成熟的细胞因子是
   A. IL-1
   B. IL-8
   C. IL-12
   D. IFN-γ
   E. G-CSF

3. 杀伤病毒感染细胞的细胞因子是
   A. IL-6
   B. IL-8
   C. SCF
   D. IFN-γ
   E. G-CSF

4. 下列细胞因子的受体与 IL-6 受体共用 β 链（gp130）的有
   A. IL-10

   B. IL-11
   C. IL-12
   D. G-CSF
   E. TNF

5. 有关细胞因子特点的叙述，**错误**的是
   A. 一般是小分子量的多糖分子
   B. 要与受体结合后才能发挥作用
   C. 生物学效应可具有拮抗性
   D. 主要以内分泌方式发挥作用
   E. 生物效应可具有重叠性

6. 下列哪种作用特点是细胞因子所**不具备**的
   A. 网络性
   B. 重叠性
   C. 多效性
   D. 高效性
   E. 特异性

7. 以下哪项对 IL-2 的叙述**不正确**
   A. 可由 T 细胞释放
   B. 促进细胞毒性 T 细胞增殖
   C. 促进辅助性 T 细胞增殖
   D. 能够与活化了的 B 细胞膜上的受体结合

E. 具有促 NK 细胞生长的活性

8. 关于 IL-2 的生物学效应，**错误**的是
   A. 以自分泌和旁分泌方式发挥作用
   B. 促进 T 细胞和 B 细胞的增殖分化
   C. 增强 NK 细胞、单核细胞的杀伤活性
   D. 抑制 Th1 细胞分泌 IFN-γ
   E. 诱导 LAK 细胞形成

9. 能杀伤细胞的细胞因子是
   A. IL-2
   B. TNF-α
   C. IL-13
   D. IL-4
   E. IL-1

10. 巨噬细胞产生的主要细胞因子是
    A. IL-1
    B. IL-2
    C. IL-4
    D. IL-5
    E. IL-10

11. 下列细胞因子中哪个**无**造血刺激功能
    A. G-CSF
    B. SCF
    C. IL-3
    D. IL-4
    E. M-CSF

12. 具有白细胞趋化作用的细胞因子是
    A. IL-1
    B. IL-2
    C. IL-4
    D. IL-6
    E. IL-8

13. 直接参与适应性免疫应答的细胞因子是
    A. G-CSF
    B. SCF
    C. IL-3
    D. IL-4
    E. M-CSF

14. 主要促进 B 细胞分化增殖的细胞因子是
    A. G-CSF
    B. IL-2

C. IL-3
D. IL-4
E. M-CSF

15. 细胞因子**不具备**的功能是
    A. 调节免疫应答
    B. 促进抗体的产生
    C. 促进 T 细胞增殖
    D. 特异性结合抗原分子
    E. 参与超敏反应

16. 白细胞介素-2 的受体是
    A. CD20
    B. CD21
    C. CD25
    D. CD28
    E. CD40

17. 参与 HIV 感染的细胞因子受体是
    A. IL-1R
    B. CXCR4
    C. TNFR
    D. IL-2R
    E. IL-4R

18. Ⅱ类细胞因子受体的结构是
    A. 单体
    B. 同源二聚体
    C. 异源二聚体
    D. 同源四聚体
    E. 异源四聚体

19. 参与 IgA 产生的细胞因子是
    A. G-CSF
    B. IL-2
    C. IL-3
    D. IL-4
    E. TGF-β

20. 成纤维细胞生长因子是
    A. EGF
    B. VEGF
    C. FGF
    D. SCF
    E. PDGF

三、问答题

1. 细胞因子的分类及生物学活性有哪些？
2. 试述细胞因子的共同特点？
3. 细胞因子有哪些临床应用及应用前景？
4. 已经商品化的细胞因子及其相关药物的作用机制是什么？

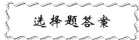

选择题答案

1. D	2. E	3. D	4. B	5. D	6. E	7. D	8. D	9. B	10. A
11. D	12. E	13. D	14. D	15. D	16. C	17. B	18. B	19. E	20. C

第七章 白细胞分化抗原和黏附分子

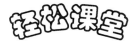

第一节 免疫细胞表面功能分子和人白细胞分化抗原

一、免疫细胞表面功能分子

表 7-1 免疫细胞表面功能分子

表面功能分子的种类	主要分布细胞	主要功能
受体		
T 细胞受体（TCR）	T 细胞	特异性识别抗原（抗原肽-MHC 复合物）
B 细胞受体（BCR）	B 细胞	特异性识别抗原
NK 细胞受体	NK 细胞	激活或抑制 NK 细胞杀伤活性
模式识别受体（PRR）	吞噬细胞，树突状细胞	抗感染，感应危险信号
Ig Fc 受体（FcR）	吞噬细胞，树突状细胞，NK 细胞，B 细胞，肥大细胞	吞噬，杀伤，免疫调节
补体受体（CR）	吞噬细胞	免疫调节，抗感染
细胞因子受体	广泛	造血，细胞生长、分化、趋化
死亡受体（DR）	广泛	诱导凋亡
主要组织相容性复合体编码分子		
MHC Ⅰ类分子	广泛	识别抗原肽，提呈抗原
MHC Ⅱ类分子	抗原提呈细胞，活化 T 细胞	识别抗原肽，提呈抗原
协同刺激分子	T 细胞，B 细胞，APC	调节 T 细胞、B 细胞活化和信号转导
细胞黏附分子（CAM）	广泛	细胞生长、分化和迁移，炎症，凝血，创伤愈合

二、人白细胞分化抗原的概念

1. 白细胞分化抗原的概念：是指血细胞在分化成熟为不同谱系（lineage）、分化不同阶段及细胞活化过程中，出现或消失的细胞表面标记分子。

2. CD 的概念：应用以单克隆抗体鉴定为主的方法，将来自不同实验室的单克隆抗体所识别的同一分化抗原其编码基因及其分子表达的细胞种类均鉴定明确者，归为同一个分化群（cluster of differentiation，CD）。

第二节 黏附分子

细胞黏附分子（CAM）是众多介导细胞间或细胞与细胞外基质（ECM）间相互接触和结合分子的统称。

根据其结构特点黏附分子可分为：

整合素家族（integrin family）
选择素家族（selectin family）
免疫球蛋白超家族（Ig super family）
黏蛋白样血管地址素
钙黏素家族

一、整合素家族

整合素家族（integrin family）最初是因此类黏附分子主要介导细胞与细胞外基质的黏附，使细胞得以附着形成整体（integration）而得名。

（一）整合素分子的基本结构

整合素家族的黏附分子都是由 α、β 两条链（或称亚单位）经非共价键连接组成的异源二聚体。α、β 链共同组成识别配体的结合点。

（二）整合素家族的组成

整合素家族中至少有 18 种 α 亚单位和 8 种 β 亚单位，以 β 亚单位可将整合素家族分为 8 个组（β1 组～β8 组）。同一个组不同成员中，β 链均相同，α 链不同。

（三）整合素分子的分布

整合素分子在体内分布十分广泛，一种整合素可分布于多种细胞，同一种细胞也往往有多种整合素的表达。整合素分子的表达水平可随细胞分化和生长状态而发生改变。

二、选择素家族

选择素家族（selectin family）成员有 L-选择素、P-选择素和 E-选择素，在白细胞与内皮细胞黏附、炎症发生及淋巴细胞归巢中发挥重要作用。

（一）选择素分子的基本结构

选择素为跨膜分子，选择素家族各成员胞膜外区结构相似，均由 C 型凝集素（CL）结构域、表皮生长因子（EGF）样结构域和补体调节蛋白（CCP）结构域组成。

（二）选择素家族的组成

选择素家族有 L-选择素（CD62L）、P-选择素（CD62P）和 E-选择素（CD62E）三个成员，L、P、和 E 分别表示这三种选择素最初发现分别表达在白细胞、血小板和血管内皮细胞。

表 7-2 选择素的分布、配体和功能

选择素	分布	配体	功能
L-选择素（CD62L）	白细胞，活化后下调	CD15s（sLeˣ）、外周淋巴结 HEV 上 CD34、GlyCAM-1	白细胞与内皮细胞黏附，参与炎症、淋巴细胞归巢到外周淋巴结
P-选择素（CD62P）	血小板、巨核细胞、活化内皮细胞	CD15s（sLeˣ）、CD15、PS-GL-1	白细胞与内皮细胞和血小板黏附
E-选择素（CD62E）	活化内皮细胞	CD15s（sLeˣ）、CLA、PSGL-1、髓样细胞、ESL-1	白细胞与内皮细胞黏附，向炎症部位游走，肿瘤细胞转移

（三）选择素分子识别的配体

选择素识别的是一些寡糖基团，主要是唾液酸化的路易斯寡糖（sialyl-Lweisˣ，sLeˣ 即 CD15s）或类似结构分子，这些配体主要表达于白细胞、内皮细胞和某些肿瘤细胞表面。

三、黏附分子的功能

1. 免疫细胞识别中的辅助受体和协同刺激信号。

2. 炎症过程中白细胞与血管内皮细胞黏附。

3. 淋巴细胞归巢：其分子基础是表达在淋巴细胞上称之为淋巴细胞归巢受体的黏附分子，与表达在内皮细胞上称之为血管地址素（vascular addressin）的相应配体黏附分子的相互作用。

第三节 CD 和黏附分子及其单克隆抗体的临床应用

一、阐明发病机制

CD4 分子胞膜外区第一个结构域是人类免疫缺陷病毒（HIV）外壳蛋白 gp120 识别的部位，因此人类 CD4 分子是 HIV 的主要受体。

CD18（β2 整合素）基因缺陷导致 LFA-1（CD11a/CD18）、Mac-1（CD11b/CD18）等整合素分子功能不全，白细胞不能黏附和穿过血管内皮细胞，由此引起一种称之为白细胞黏附缺陷症（leukocyte adhesion deficiency，LAD）的严重免疫缺陷病。

二、在疾病诊断中的应用

1. 检测 HIV 患者外周血 CD4/CD8 比值和 CD4 阳性细胞绝对数，对于辅助诊断和判断病情有重要参考价值。

2. CD 单克隆抗体为白血病、淋巴瘤的免疫学分型提供了精确的手段。

三、在疾病预防和治疗中的应用

1. 抗 CD3、CD25 等单克隆抗体作为免疫抑制剂在临床上用于防治移植排斥反应，取得明显疗效。

2. 抗 B 细胞表面标记 CD20mAb 靶向治疗来源于 B 细胞的非霍奇金淋巴瘤（non-Hodgkin's lymphoma，NHL），有较好的疗效。

轻松应试

一、名词解释

1. 白细胞分化抗原
2. 同一分化群抗原（CD）
3. 整合素家族（integrin family）
4. 黏附分子
5. 选择素家族（selectin family）

二、选择题

1. 免疫细胞膜分子**不包括**
   A. 受体
   B. MHC 分子
   C. 协同刺激分子
   D. 黏附分子
   E. 细胞因子

2. 模式识别受体的主要作用是
   A. 激活补体
   B. 特异性识别抗原信号
   C. 提供协同刺激信号
   D. 识别微生物的危险信号
   E. 调理吞噬作用

3. T 细胞一般**不表达**
   A. CD2
   B. CD3
   C. CD28
   D. CD79α
   E. CD152

4. 下列哪个分子属于选择素家族
   A. CD41
   B. CD51
   C. CD61
   D. CD62P
   E. CD18

5. 下列哪个分子**不属于**整合素家族
   A. CD18
   B. CD29
   C. CD51
   D. CD61
   E. CD95

6. CD 命名的主要鉴定方式是
   A. 多克隆抗体标记
   B. 单克隆抗体标记
   C. 补体结合试验
   D. 基因测序
   E. 按其分布的细胞种类

7. 黏附分子发挥作用的主要形式是
   A. 自分泌
   B. 旁分泌
   C. 内分泌
   D. 受体-配体结合的形式
   E. 以上都不是

8. 根据 β 亚单位可将整合素家族分为几个组
   A. 5
   B. 6
   C. 7
   D. 8
   E. 10

9. 黏附分子的配体有
   A. 补体 C1q
   B. 补体 C1s
   C. 补体 C1r
   D. 补体 C3 片段
   E. 补体 C9

10. 整合素家族的分子一般是
    A. 同源二聚体
    B. 异源二聚体
    C. 四聚体
    D. 五聚体
    E. 以上都不是

11. 下列哪个分子属于免疫球蛋白超家族
    A. CD18

B. CD29

C. CD51

D. CD61

E. CD79

12. 整合素家族 β2 组主要分布于

　　A. 内皮细胞

　　B. 红细胞

　　C. 肿瘤细胞

　　D. 病毒感染的细胞

　　E. 白细胞

13. 选择素的作用是

　　A. 结合抗原分子

　　B. 激活补体的经典途径

　　C. 提供协同刺激信号

D. 参与淋巴细胞归巢

E. 淋巴细胞趋化因子

14. 正常人 CD4/CD8 比值一般为

　　A. 0.6～1

　　B. 1.7～2.0

　　C. 0.3～0.5

　　D. 2.5～3

　　E. 0.3 以下

15. 下列结构中**不属于**选择素的结构域是

　　A. C 型凝集素（CL）结构域

　　B. 表皮生长因子（EGF）样结构域

　　C. 补体调节蛋白（CCP）结构域

　　D. 可变区（V 区）

　　E. 以上都是选择素的结构域

三、问答题

1. 白细胞分化抗原、CD 分子和黏附分子的基本概念。

2. 黏附分子可分为哪几类？主要有哪些功能？

3. 简述 CD 和黏附分子及其单克隆抗体在临床上的应用。

选择题答案

1. E　　2. D　　3. D　　4. D　　5. E　　6. B　　7. D　　8. D　　9. D　　10. B

11. E　　12. E　　13. D　　14. B　　15. D

第八章　主要组织相容性复合体及其编码分子

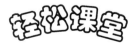

主要组织相容性复合体（major histocompatibility complex），简称 MHC。人的 MHC 称为 HLA（human leukocyte antigen）。MHC 有两个特点：一是在移植物排斥中起主要作用，是移植物不相容的主要决定者；二是结构上为基因复合体。主要功能是以其产物提呈抗原肽进而激活 T 淋巴细胞。

第一节　MHC 结构及其多基因特性

多基因性指复合体由多个位置相邻的基因座位所组成，编码产物具有相同或相似的功能。根据结构和功能，组成 MHC 的基因传统上分为：

> 经典的 MHC Ⅰ类和Ⅱ类基因
> 免疫功能相关基因，包括传统的Ⅲ类基因，以及除经典的Ⅰ类和Ⅱ类基因之外的新近确认的多种基因

一、经典的 MHC Ⅰ类和Ⅱ类基因

HLA 基因复合体位于人第 6 染色体短臂 6p21.31，全长 3600kb，共有 224 个基因座位，其中 128 个为功能性基因（有产物表达），96 个为假基因。经典的 HLA Ⅰ类基因集中在远离着丝点的一端，包括 B、C、A 三个座位，其产物称为 HLA Ⅰ类分子。实际上，Ⅰ类基因仅编码Ⅰ类分子异二聚体中的重链，轻链为 β_2 微球蛋白（β_2m），其编码基因位于第 15 号染色体。HLA Ⅱ类基因在复合体中位于近着丝点一端，结构较为复杂，由 DP、DQ 和 DR 三个亚区组成。每一亚区又包括两个或两个以上的功能基因座位，分别编码分子量相近的 α 链和 β 链，形成 DRα-DRβ、DQα-DQβ 和 DPα-DPβ 三种异二聚体。

二、Ⅰ类和Ⅱ类基因的表达产物 —— HLA 分子

表 8-1　HLA Ⅰ类和Ⅱ类抗原的结构、组织分布和功能特点

HLA 抗原类别	分子结构	肽结合结构域	表达特点	组织分布	功能
Ⅰ类 （A，B，C）	α 链和 β_2m	α1＋α2	共显性	所有有核细胞表面	识别和提呈内源性抗原肽，与辅助受体 CD8 结合，对 CTL 的识别起限制作用
Ⅱ类 （DR，DQ，DP）	α 链和 β 链	α1＋β1	共显性	APC，活化的 T 细胞	识别和提呈外源性抗原肽，与辅助受体 CD4 结合，对 Th 的识别起限制作用

注：β_2m 编码基因在 15 号染色体

Ⅰ类分子重链胞外段有三个结构域（α1、α2、α3），远膜端的两个结构域 α1 和 α2 构成抗原结合槽，而 α3 及 β_2m 属免疫球蛋白超家族（IgSF）结构域。

Ⅱ类分子的 α、β 链各有两个胞外结构域（α1、α2；β1、β2），其中 α1 和 β1 共同形成抗原结合槽，α2 和 β2 为 IgSF 结构域。

三、免疫功能相关基因

构成 MHC 复合体的免疫功能相关基因，通常不显示或仅显示有限的多态性。基因产物除非经典Ⅰ类分子和 MHC Ⅰ类相关基因（MIC）分子外，一般不能和抗原肽形成复合物，故不参与抗原提呈，但它们在固有性免疫应答和免疫调节中发挥重要作用。

包括：

- 血清补体成分编码基因
- 抗原加工提呈相关基因
  - 低分子量多肽（LMP）基因
  - 抗原加工相关转运体（TAP）基因
  - HLA-DM 基因
  - HLA-DO 基因
  - TAP 相关蛋白基因
- 非经典Ⅰ类基因：非经典Ⅰ类基因又称 HLA Ⅰb，即 b 型Ⅰ类基因，包括 HLA-E、HLA-F、HLA-G 等
- 炎症相关基因
  - 肿瘤坏死因子基因家族
  - 转录调节基因或类转录因子基因家族
  - MIC 家族
  - 热休克蛋白基因家族

第二节 MHC 的多态性

一、多态性的基本概念

多态性（polymorphism）指一个基因座位上存在多个等位基因（allele）。对某一个基因座位，一个个体最多只能有两个等位基因，分别出现在来自父母方的同源染色体上。因而 MHC 的多态性是一个群体概念，指群体中不同个体在等位基因拥有状态上存在差别。

二、连锁不平衡和单元型

连锁不平衡（linkage disequilibrium）：指分属两个或两个以上基因座位的等位基因，同时出现在一条染色体上的概率高于随机出现的频率。这表明，处于连锁不平衡状态中的等位基因往往经常地连在一起，由此引入单元型的概念。

单元型（haplotype）：指的是染色体上 MHC 不同座位等位基因的特定组合。

三、HLA 多态性的产生及其意义

1. HLA 基因结构的变异为进化中的选择提供了基础。

2. MHC 变异的产生属于偶发事件，这些偶发的变异能否以新等位基因的形式被一代一代地保存下来，取决于自然选择，选择压力使新基因频率逐渐上升。结果是，各种新等位基因在群体中得到积累，形成多态性。

3. 多态性主要为经典的 I 类基因和 II 类基因所有，这与 I 、II 类基因产物的功能主要是提呈抗原肽有关。

第三节　MHC 分子和抗原肽的相互作用

一、抗原肽和 HLA 分子相互作用的分子基础

MHC 以其产物结合并提呈抗原肽供 TCR 识别，必然涉及 MHC 分子和抗原肽的结合。MHC I 、II 类分子接纳抗原肽的结构，是位于该分子远膜端的抗原结合槽。不同点是， I 类分子凹槽两端封闭，接纳的抗原肽长度有限，为 8~10 个氨基酸残基；II 类分子凹槽两端开放，进入槽内的抗原肽长度变化较大，为 13~17 个氨基酸残基，甚至更多。

二、抗原肽和 MHC 分子相互作用的特点

专一性：特定的 MHC 分子可凭借所需要的共同基序选择性地结合抗原肽

包容性
- 共同基序中以 "x" 表示的氨基酸，其顺序和结构可以改变
- 同一 MHC 分子提呈肽段的锚定残基往往不止一种氨基酸
- 不同 MHC 分子接纳的抗原肽，也可以拥有相同的共同基序

第四节　HLA 与临床医学

一、HLA 与器官移植

长期的临床实践业已证明，器官移植的成败主要取决于供、受者间的组织相容性，其中，HLA 等位基因的匹配程度起关键作用。组织相容性程度的确定，涉及对供受者作 HLA 分型和进行交叉配合试验（cross-matching）。PCR 基因分型技术的普及、计算机网络的应用、无亲缘关系个体造血干细胞库和脐血库的建立，皆有力地推进了 HLA 相匹配的供受者选择的准确性和配型效率。

二、HLA 分子的异常表达和临床疾病

所有有核细胞表面表达 HLA I 类分子，但肿瘤细胞 I 类分子的表达往往减弱甚至缺如，以致不能有效地激活特异性 $CD8^+$ CTL，造成肿瘤逃脱免疫监视。与此相反，某些自身免疫病中，原先不表达 HLA II 类分子的上皮细胞，可被诱导表达 II 类分子，如胰岛素依赖型糖尿病中的胰岛 β 细胞、乳糜泻中的肠道细胞、萎缩性胃炎中的胃壁细胞等。

三、HLA 和疾病关联

（一）HLA 是人体对疾病易感的主要免疫遗传学成分

（二）与疾病关联的原发成分

- 类风湿关节炎（RA）
- 乳糜泻（CD）
- 胰岛素依赖型糖尿病（IDDM）
- 多发性硬化症（MS）

（三）HLA 和疾病关联的机制

同一个 HLA 座位上的等位基因，在结构上可能仅有几个核苷酸之差，却可引起完全不同的结果：对疾病易感或对疾病抵抗。分析这些差异何以会造成个体免疫应答能力的不同，为阐明该疾病发生的分子免疫学基础，提供了有价值的切入途径。

四、HLA 与亲子鉴定和法医学

HLA 系统所显示的多基因性和多态性，意味着两个无亲缘关系个体之间，在所有 HLA 基因座位上拥有相同等位基因的机会几乎等于零。而且，每个人所拥有的 HLA 等位基因型别一般终身不变。这意味着特定等位基因及其以共显性形式表达的产物，可以成为不同个体用以显示个体性（individuality）的遗传标志。据此，HLA 基因分型已在法医学上被广泛地用于亲子鉴定和对死亡者"验明正身"。

第五节　MHC 的生物学功能

一、作为抗原提呈分子参与特异性免疫应答

T 细胞以其 TCR 实现对抗原肽和 MHC 分子的双重识别
MHC 参与构成自身免疫性（autoimmunity）、参与对非己 MHC 抗原的应答，并参与 T 细胞在胸腺中的选择和分化
MHC 是疾病易感性个体差异的主要决定者
MHC 参与构成种群基因结构的异质性

二、作为调节分子参与固有免疫应答

主要表现在以下三个方面：
①经典的Ⅲ类基因为补体成分编码，参与补体反应和免疫性疾病的发生
②非经典Ⅰ类基因和 MICA 基因产物可作为配体分子，以不同的亲和力结合激活性和抑制性受体，调节 NK 细胞和部分杀伤细胞的活性
③炎症相关基因参与启动和调控炎症反应，并在应激反应中发挥作用

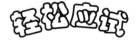

一、名词解释

1. 主要组织相容性复合体（MHC）

2. 人类白细胞抗原（human leucocyte antigen, HLA）

3. 多态性（polymorphism）

4. 连锁不平衡（linkage disequilibrium）

5. 单体型（haplotype）

6. 基因型（genotype）

7. 抗原加工相关转运体（transporter associated with antigen processing, TAP）

二、选择题

1. 以下哪种细胞膜上**不能**检出 HLA Ⅱ类抗原
   A. 静止 T 细胞
   B. 激活 T 细胞
   C. 树突状细胞
   D. B 细胞
   E. 单核细胞

2. 如下哪组肽链组成 HLA Ⅱ类分子
   A. α 和 β 链
   B. Ig 的 L 和 H 链
   C. 一条链
   D. α 链和 β_2 m 链
   E. 三条肽链

3. 人类 MHC 定位的染色体是
   A. 第 9 对染色体
   B. 第 17 对染色体
   C. 第 2 对染色体
   D. 第 6 对染色体
   E. 第 22 对染色体

4. 免疫应答（Ir）基因
   A. 与 X 染色体连锁
   B. 控制免疫球蛋白 V 区氨基酸序列的多样性
   C. 被认为是组织相容性基因复合体的一部分
   D. 控制免疫球蛋白稳定区的同种型
   E. 见于所有动物，从软体动物到人

5. HLA 复合体基因**不编码**
   A. HLA Ⅰ类分子的重链（α 链）
   B. HLA Ⅰ类分子的轻链（β_2 m）
   C. HLA Ⅱ类分子的 α 链
   D. HLA Ⅱ类分子的 β 链
   E. B 因子

6. 受 MHC 限制的细胞间相互作用发生在
   A. 巨噬细胞与肿瘤细胞
   B. 肥大细胞与 B 淋巴细胞
   C. 中性粒细胞与 B 淋巴细胞
   D. NK 细胞与病毒感染细胞
   E. T 淋巴细胞与树突状细胞

7. HLA 基因的全长约为

   A. 1600kb
   B. 2600kb
   C. 3600kb
   D. 5600kb
   E. 超过 8000kb

8. 人类 β_2 微球蛋白基因定位于
   A. 第 9 对染色体
   B. X 染色体
   C. 第 15 对染色体
   D. 第 6 对染色体
   E. 第 22 对染色体

9. 以下哪种细胞无 HLA Ⅰ类分子的分布
   A. 中性粒细胞
   B. 嗜碱性粒细胞
   C. 精原细胞
   D. B 细胞
   E. 胰岛细胞

10. HLA Ⅰ类分子的抗原结合槽位于
    A. α1 和 α2
    B. α2 和 α3
    C. α3 和 β_2 m
    D. α1 和 β1
    E. α1

11. 由 HLA Ⅲ类基因编码的补体成分是
    A. C1
    B. C5
    C. C9
    D. B 因子
    E. I 因子

12. NK 细胞和部分 CTL 表面的 CD94/NKG2 家族分子的专一性配体是
    A. HLA-A
    B. HLA-B
    C. HLA-C
    D. HLA-DP
    E. HLA-E

13. HLA-G 分子主要分布于
    A. 母胎界面绒毛外滋养层细胞
    B. 睾丸细胞
    C. 卵巢组织

D. 胰岛细胞

E. 神经组织

14. HLA Ⅰ类分子抗原结合槽中可容纳的多肽氨基酸残基数为

A. 1～3

B. 8～10

C. 13～17

D. 20～30

E. 30 以上

15. HLA Ⅱ类分子抗原结合槽中可容纳的多肽氨基酸残基数为

A. 1～3

B. 8～10

C. 13～17

D. 20～30

E. 30 以上

三、问答题

1. 图示人 MHC 的结构并简述其功能。

2. 图示 HLA 分子的结构并简述其功能。

3. 何谓 HLA 基因复合体的多基因性和多态性？

4. 比较 HLA Ⅰ类和Ⅱ类分子在结构、组织分布和与抗原肽相互作用等方面的特点。

5. 为什么 MHC 的主要生物学功能体现在结合与提呈抗原肽？HLA 与临床医学有什么关系？

选择题答案

1. A 2. A 3. D 4. C 5. B 6. E 7. C 8. C 9. C 10. A

11. D 12. E 13. A 14. B 15. C

第九章　B淋巴细胞

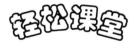

　　淋巴细胞（lymphocyte）是主要存在于血液、淋巴器官或淋巴组织中的体积较小、没有吞噬能力的细胞。健康血液中的淋巴细胞多为初始淋巴细胞（naïve lymphocyte），被激活后成为淋巴母细胞（lymphoblast）。淋巴母细胞经过扩增一部分分化为效应细胞（effector cell），少部分分化成记忆细胞（memory cell）。根据细胞的功能及膜表面标志将淋巴细胞分为三类：B细胞、T细胞和NK细胞。

　　B淋巴细胞（B lymphocyte）简称B细胞，是免疫系统中的抗体产生细胞。占外周血淋巴细胞总数的30％左右，静息B淋巴细胞通过血液循环进入淋巴结和脾，在这些周围免疫器官中聚集于淋巴滤泡的冠状带。在抗原刺激和Th细胞辅助下，B细胞被激活，增殖形成生发中心，进一步分化为分泌抗体的浆细胞或长寿的记忆B细胞。B细胞产生特异的免疫球蛋白，能特异性地与抗原结合。

第一节　B细胞的分化发育

祖B细胞（pro-B cell）：最早出现在妊娠第8周的胚肝中，祖B细胞重链可变区基因先后发生D-J和V-DJ重排

大前B细胞（large pre-B cell）：VDJ重排完成，开始表达完整的膜型Ig μ 链，标志B细胞已经进入前B细胞发育阶段。该阶段B细胞体积较大并处于活跃分裂状态

小前B细胞（small pre-B cell）：轻链的V-J发生重排

未成熟B细胞（immature B cell）：表达完整的mIgM

成熟B细胞（mature B cell）或称初始B细胞（naïve B cell）：同时表达mIgM和mIgD

以上是介导适应性体液免疫应答的抗体产生细胞（B2细胞），而B1细胞为固有免疫细胞，发育过程与B2细胞的完全不同：

B细胞
胚胎期：在胚肝中发育
出生后：也可在骨髓发育，主要在腹膜腔、胸膜腔和肠道固有层不断进行自我更新

第二节　B淋巴细胞的表面分子及其作用

一、B细胞抗原受体复合物

mIg：单体，胞内部分均很短

Igα/Igβ：有相对较长的胞质区，构成二聚体。胞内区有ITAM基序，作为信号传导分子传导信号

二、辅助受体

CD19/CD21/CD81/CD225：增强 B 细胞对抗原刺激的敏感性

CD72：胞内质区有 2 个免疫受体酪氨酸抑制基序（ITIM），因此在一定条件下（如交联）可抑制第一信号的刺激

三、协同刺激分子

激活 B 细胞还需要第二信号，由 Th 细胞和 B 细胞表面的协同刺激分子间的相互作用产生。

CD40：配体 CD40L（CD154），表达于活化 T 细胞

CD27：与组成性表达于 T 细胞表面的 CD70 相互作用

CD70：B 细胞活化后表达 CD70，诱导 $CD45RA^+CD4^+$ T 细胞分化成调节性 T 细胞，抑制抗体产生

CD80 和 CD86：向 T 细胞提供协同刺激信号（第二信号）

四、其他表面分子

CD20，CD22，CD32。

第三节　B 淋巴细胞的亚群

依照 CD5 的表达与否，可把 B 细胞分成 B1 细胞和 B2 细胞两个亚群。

B1 细胞表面表达 CD5。$CD5^+$ 的 B1 细胞属于固有免疫细胞，主要存在于腹膜腔、胸膜腔和肠道固有层。只表达 sIgM，不表达 sIgD。

$CD5^-$ 的 B2 细胞即为通常所指的 B 细胞。B2 细胞参与介导适应性体液免疫应答，能产生高亲和力抗体。

表 9 - 1　B1 细胞与 B2 细胞的异同

性质	B1 细胞	B2 细胞
初次产生的时间	胎儿期	出生后
更新的方式	自我更新	由骨髓产生
自发性 Ig 的产生	高	低
特异性	多反应性	单特异性，尤其在免疫后
分泌的 Ig 的同种型	IgM>IgG	IgG>IgM
体细胞高频突变	低/无	高
对糖类抗原的应答	是	可能
对蛋白质抗原的应答	可能	是

第四节　B 淋巴细胞的功能

产生抗体

提呈抗原

免疫调节

分泌细胞因子

记忆功能

轻松应试

一、名词解释

1. B细胞受体（B cell receptor，BCR）
2. BCR辅助受体
3. B2细胞
4. 中和作用
5. 滤泡树突状细胞（FDC）
6. 记忆B细胞（memory B cell）

二、选择题

1. B细胞表面的协同刺激分子是
   A. CD19
   B. CD20
   C. CD28
   D. CD40
   E. CD40L

2. 有多个重复B细胞表位的抗原是
   A. Supper antigen
   B. TD-Ag
   C. TI-Ag
   D. 构象决定基
   E. 线性决定基

3. 下列哪些作用与B细胞在生发中心的分化成熟无关
   A. 抗原受体编辑
   B. Ig亲和力成熟
   C. Ig类别转换
   D. B细胞表达MHC Ⅰ类抗原
   E. 体细胞突变

4. 对TD抗原的体液免疫，下列哪项是**错误**的
   A. 需有抗原刺激
   B. B细胞活化、增殖、分化为浆细胞
   C. 浆细胞合成并分泌Ig
   D. Ig仅在细胞外发挥效应
   E. 不需T细胞参与

5. 参与BCR识别抗原信号并向细胞内传递信号的分子有
   A. CD3
   B. CD28
   C. CD40
   D. CD79
   E. CD80/86

6. 一个母亲和新生儿在常规体检和喂养门诊时感染了同一种病原体。这个母亲在一年前感染过相同的病原体，并且在随后的隐性感染中康复了。对这种病原体的免疫可能是获得性的也可能是固有免疫。下列指标中能最好地反映新生儿获得性免疫的是
   A. 补体级联反应
   B. C反应蛋白（CRP）升高
   C. 炎症反应
   D. 母体来源的抗体
   E. NK细胞的存在

7. 与初次免疫应答相比，再次和多次接种某种半抗原-蛋白复合物后的应答，与下列哪种描述相关
   A. 产生的抗体对预防特定疾病的作用降低
   B. 抗体对原来半抗原-蛋白复合物的亲合力降低
   C. 抗体对半抗原的亲和力降低
   D. 抗体的滴度较低
   E. 仍然产生相同类型或者独特型的抗体

三、问答题

1. 简述B细胞的主要表面分子。

2. 简述 B 细胞的亚群及其异同。

3. 简述 BCR 辅助受体及其作用。

4. 简述 B2 细胞的主要生物学功能。

选择题答案

1. D 2. C 3. D 4. E 5. E 6. D 7. E

第十章 T淋巴细胞

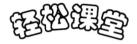

T淋巴细胞
（T lymphocyte）
- 来源：骨髓中的淋巴样前祖细胞
- 位置：在胸腺中发育成熟
- 分类：根据其表面标志和功能特征，分为若干个亚群
- 功能：可介导适应性细胞免疫应答，在TD-Ag诱导的体液免疫应答中亦发挥重要的辅助作用

第一节 T淋巴细胞的膜表面分子及其作用

T细胞表面具有许多重要的膜分子，它们参与T细胞识别抗原，T细胞的活化、增殖、分化及效应功能的发挥。其中，有些膜分子还是区分T细胞及T细胞亚群的重要标志。

一、TCR-CD3复合物

- TCR的结构和功能：TCR是由两条不同肽链构成的异二聚体，构成TCR的肽链有 α、β、γ、δ 四种类型。根据所含肽链的不同，TCR分为 TCRαβ 和 TCRγδ 两种类型。TCR的作用是识别抗原

- CD3分子的结构和功能：CD3分子具有5种肽链，即 γ、δ、ε、ζ 及 η，均为跨膜蛋白，跨膜区具有带负电荷的氨基酸残基（天冬氨酸），与TCR跨膜区带有正电荷的氨基酸残基形成盐桥。CD3分子的功能是传导TCR识别抗原所产生的活化信号

二、CD4分子和CD8分子

成熟的T细胞只能表达CD4或CD8分子，即 $CD4^+$ T细胞或 $CD8^+$ T细胞。

- CD4分子的功能：CD4分子的功能为与MHC II类结合，可增强T细胞和抗原提呈细胞或靶细胞之间的相互作用并辅助TCR识别抗原，还参与TCR识别抗原所产生的活化信号传导过程。CD4分子还是HIV壳膜蛋白gp120受体。与CD4分子结合是HIV侵入并感染 $CD4^+$ T细胞的机制之一

- CD8分子的功能：CD8分子的功能为与I类分子结合，可增强T细胞和抗原提呈细胞或靶细胞之间的相互作用并辅助TCR识别抗原，还参与TCR识别抗原所产生的活化信号传导过程

三、协同刺激分子受体

T 细胞活化的双信号：
- 第一信号：由 TCR 识别抗原产生，经 CD3 分子将信号传导至细胞内，基本作用是使 T 细胞克隆被抗原活化后产生的适应性免疫应答具有严格的特异性
- 第二信号（或称为协同刺激信号）：由抗原提呈细胞（APC）表面的协同刺激分子与 T 细胞表面相应的协同刺激分子受体相互作用而产生，基本作用是扩大适应性免疫应答的免疫效应

1. CD28 和 CTLA-4（CD152）均为 B7 的配体，表达于 90％ $CD4^+$ T 细胞和 50％ $CD8^+$ T 细胞表面。CD28 是协同刺激分子 B7 的受体。结合产生的协同刺激信号（第二信号）可促进 T 细胞表达抗细胞凋亡蛋白、刺激 T 细胞合成 IL-2 及其他细胞因子，并促进 T 细胞增殖和分化。CTLA-4 被诱导表达于活化的 $CD4^+$ 和 $CD8^+$ T 细胞，其胞质区含有免疫受体酪氨酸抑制基序（ITIM），其配体也是 B7 分子。与 B7 分子的亲和力高于 CD28，与 B7 分子结合产生抑制性信号，导致 T 细胞活化终止。

2. B7 分子是 CD28 和 CTLA-4 的配体分子，在专职 APC 激活 T 细胞中是关键分子。作为 Ig 超家族成员的 B7 分子，基于细胞分布和表达特点不同，分为 B7-1 和 B7-2 两种亚型。ICOS 为 B7 家族成员之一。表达于活化的 T 细胞，与 CD28 具有同源性，人的 ICOS 配体为 B7-H2。在 CD28 之后起作用，调节活化 T 细胞多种细胞因子的产生，上调 T 细胞黏附分子的表达，促进 T 细胞增殖。

3. CD40 配体（CD40L，CD154）主要表达于活化的 $CD4^+$ T 细胞。CD40 表达于抗原提呈细胞（B 细胞、巨噬细胞、树突状细胞），结合所产生的效应是双向性的。一方面，促进抗原提呈细胞活化，B7 分子表达增加和细胞因子（如 IL-12）的合成增加。另一方面，促进 T 细胞的活化，在 TD-Ag 诱导的免疫应答中，二者的结合可促进 B 细胞的增殖、分化、抗体生成和抗体类别转换，诱导记忆性 B 细胞的分化。

四、丝裂原受体

与相应丝裂原特异性结合后，可直接诱导静息 T 细胞的活化、增殖和分化。刀豆蛋白 A（Con A）、植物血凝素（pokweed mitoglu，PHA）是最常用的 T 细胞丝裂原。丝裂原对 T 细胞的活化作用无特异性。

五、其他表面分子

T 细胞活化后还表达许多与效应功能有关的分子，例如，与其活化、增殖和分化密切相关的细胞因子受体（IL-1R 等）及可诱导细胞凋亡的 FasL（CD95）。

第二节 T淋巴细胞亚群

一、初始T细胞、效应T细胞和记忆性T细胞（根据所处的活化阶段分类）

初始T细胞（naïve T cell）：从未接受过抗原刺激的成熟T细胞。处于细胞周期的G_0期，存活期短，表达CD45RA和高水平的L-选择素（CD62L），参与淋巴细胞再循环。主要功能是识别抗原，无免疫效应功能。初始T细胞在外周淋巴器官内接受抗原刺激而活化，并最终分化为效应T细胞和记忆性T细胞

效应T细胞（effector T cell）：存活期亦较短，除表达高水平的高亲和力IL-2受体外，还表达黏附分子（整合素和CD44）和CD45RO，参与向外周炎症组织迁移

记忆性T细胞（memory T cell）：处于细胞周期的G_0期，但存活期长，可达数年。记忆性T细胞介导再次免疫应答，接受抗原刺激后可迅速活化，分化为记忆性T细胞和效应T细胞

二、TCR αβ T细胞和TCR γδ T细胞（根据表达TCR的类型分类）

简称αβ T细胞及γδ T细胞，γδ T细胞数量仅占成人胸腺细胞总数的0.1%～5%，主要分布于皮肤和黏膜组织，是皮肤的表皮内淋巴细胞（intraepidermal lymphocytes）和黏膜组织的上皮内淋巴细胞（intraepitheral lymphocyte）的组成部分。

表10-1　αβ T细胞与γδ T细胞的区别

特征	αβ T细胞	γδ T细胞
TCR多样性	多	少
识别抗原	8～17个氨基酸组成的肽	简单多肽、热休克蛋白、脂类、多糖
MHC限制	经典MHC分子	MHC类似分子
辅助细胞	Th细胞	—
杀伤细胞	CTL细胞	γδ T杀伤活性

三、CD4+ T细胞和CD8+ T细胞（根据是否表达CD4或CD8分子分类）

人的成熟T细胞按其CD分子表型的不同，可分为CD3+CD4+CD8- T细胞和CD3+CD4-CD8+ T细胞，分别简称为CD4+ T细胞和CD8+ T细胞。这两个通常指表达TCR αβ的T细胞。

CD4+ T细胞：识别由13～17个残基组成的外源性抗原肽，受自身MHC Ⅱ类分子的限制。活化后，分化的效应细胞主要为CD4+辅助性T细胞（Th），辅助B细胞和巨噬细胞完成活化功能，但也有少数CD4+效应T细胞具有细胞毒作用和免疫抑制作用

CD8+ T细胞：识别由8～10个残基组成的内源性抗原肽，受自身MHC Ⅰ类分子的限制。活化分化的效应细胞为CD8+杀伤T细胞（Tc或CTL），有细胞毒作用，可特异性杀伤靶细胞

四、Th、CTL 和 Treg 细胞（根据其免疫效应功能分类）

根据其免疫效应功能，T 细胞可分为辅助性 T 细胞（help T cell，Th）、细胞毒性 T 细胞（cytotoxic T cell，Tc 或 CTL）、调节性 T 细胞（regulatory T cell，Treg）等。

$$\left.\begin{array}{l}\text{Th 细胞}\left\{\begin{array}{l}\text{Th1 在细胞免疫中发挥重要作用}\\\text{Th2 在体液免疫应答中发挥重要作用}\\\text{Th3 通过分泌的 TGF-}\beta\text{ 对免疫应答发挥负调节作用}\end{array}\right.\\\text{CTL 细胞或 Tc 细胞：通常指表达 TCR}\alpha\beta\text{ 和 CD8 分子的 CTL 细胞}\\\left\{\begin{array}{l}\text{Tc1 分泌细胞因子类型与 Th1 细胞类似的 CTL 细胞，IFN}\gamma\text{ 和 IL-12 可促进 Tc1 的生成}\\\text{Tc2 分泌细胞因子类型与 Th2 细胞类似的 CTL 细胞，IL-4 可促进 Tc2 的生成}\end{array}\right.\end{array}\right.$$

$CD4^+CD25^+$ 调节性 T 细胞（Treg）：一些 $CD4^+T$ 细胞还可高表达 IL-2 受体的 α 链（CD25）分子。其中，foxp3 阳性者为 Treg 细胞，此类细胞在免疫应答的负调节及自身免疫耐受中发挥重要的作用，故命名为 $CD4^+CD25^+$ 调节性 T 细胞。

第三节 T 淋巴细胞的功能

一、$CD4^+$ 辅助性 T 细胞（$CD4^+$Th 细胞）的功能

初始 $CD4^+T$ 细胞接受抗原刺激后首先分化为 Th0 细胞，Th0 细胞继续分化为三种 Th 细胞亚群，即 Th1 细胞、Th2 细胞和 Th3 细胞。

- **Th0 细胞**：作为 Th1、Th2 和 Th3 细胞的前体细胞，可分泌 Th1、Th2 和 Th3 细胞因子。Th0 的分化中，形成很多中间类型的细胞，分泌混合性细胞因子，只有少数分化为 Th1、Th2、Th3，分泌相应典型的细胞因子

- **Th1 细胞**：分泌 IL-2、IFN-γ、TNF、IL-3、GM-CSF 等细胞因子，Th1 细胞的主要效应功能是增强吞噬细胞介导的抗感染机制，特别是抗细胞内寄生菌的感染。这些免疫效应功能与其分泌的细胞因子有关，Th1 细胞也是迟发型超敏反应中的效应 T 细胞

- **Th2 细胞**：分泌 IL-4、IL-5、IL-10、IL-13、IL-3、GM-CSF 等细胞因子，可促进 B 细胞的增殖、分化和抗体的生成，故 Th2 细胞的主要作用是增强 B 细胞介导的体液免疫应答。Th2 细胞能够吞噬和杀伤胞外寄生菌、寄生虫，并参与 Ⅰ 型超敏反应，因此在变态反应及抗寄生虫感染中也发挥重要作用

- **Th3 细胞**：分泌大量 TGF-β。Th3 细胞分泌的 TGF-β 主要效应功能是抑制 Th1 细胞介导的免疫应答和炎症反应。TGF-β 抑制 B 细胞、CTL 细胞和 NK 细胞的增殖和功能，抑制淋巴细胞合成细胞因子以及拮抗 TNF 的生物学作用

- **Tr1 细胞功能**：Tr1 细胞分泌的 IL-10 通过抑制巨噬细胞的功能间接地抑制 Th1 细胞分泌 IL-2 和 IFN-γ

二、$CD8^+$ 杀伤性 T 细胞（CTL 细胞）的功能

主要功能是特异性直接杀伤靶细胞，在肿瘤免疫和抗病毒感染的免疫中发挥重要作用。通过两种机制发挥细胞毒作用：一是分泌穿孔素、颗粒酶及淋巴毒素（LTα）等物质直接杀伤靶细胞；二是通过 Fas/FasL 途径诱导靶细胞的凋亡。

三、CD4$^+$CD25$^+$调节性T细胞（Tr细胞）的功能

主要功能是通过抑制CD4$^+$和CD8$^+$T细胞的活化与增殖，达到免疫的负调节作用。

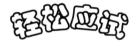

一、名词解释

1. T细胞受体（TCR）
2. CTL
3. γδT细胞
4. Th细胞
5. CTL细胞
6. Treg细胞

二、选择题

1. T细胞受体识别与MHC分子结合的
   A. 抗原肽
   B. Fc受体
   C. CD3
   D. 共刺激分子
   E. 免疫球蛋白

2. T细胞TCR识别抗原的共受体分子是
   A. CD2
   B. CD3
   C. CD4
   D. CD5
   E. CD9

3. CTLA-4的配体是
   A. CD23
   B. CD32
   C. CD21
   D. CD80/86
   E. CD51/CD29

4. 关于细胞免疫，下列哪项是**错误**的
   A. 由T细胞介导，巨噬细胞参与
   B. 由TI抗原引起
   C. IL-1为T细胞活化的重要信号
   D. 致敏Tc细胞特异性杀伤靶细胞
   E. Th1细胞释放淋巴因子引起迟发型超敏反应或炎症反应

5. 直接特异杀伤靶细胞的是
   A. 巨噬细胞
   B. Tc细胞
   C. 中性粒细胞
   D. K细胞
   E. NK细胞

6. MHC限制性表现于
   A. 单核细胞的杀伤作用
   B. ADCC
   C. T细胞的抗原识别过程
   D. 补体依赖细胞毒
   E. B细胞对TI抗原效应

7. 辅助性T细胞**不能**诱导
   A. B细胞增殖
   B. B细胞分化成浆细胞
   C. 记忆性B细胞库的扩增
   D. 轻链V、J的连接
   E. B细胞产生抗体的类别转换

8. T细胞分泌的细胞因子中，在B细胞分化成浆细胞过程中**不起**重要作用的是
   A. TNF
   B. IL-2
   C. IL-4
   D. IL-5
   E. IL-6

9. CD4$^+$细胞**不具备**的活性是
   A. 能够帮助B细胞产生抗体
   B. 能够产生IL-2
   C. 能够增强T细胞活性
   D. 能够释放IL-1
   E. 能识别抗原肽与MHCⅡ类分子复合物

10. T细胞活化信号转导过程**不包括**

　　A. TCR 交联

　　B. 鸟苷酸交换因子（GEFs）激活 Ras

　　C. PLC-γ 活化

　　D. MAP 激酶活化

　　E. NFAT 从胞浆进入细胞核

11. T细胞的生物学功能**不包括**

　　A. 产生细胞因子

　　B. 直接杀伤靶细胞

　　C. 参与对病毒的免疫应答

　　D. 诱导抗体的类别转换

　　E. 介导 ADCC 效应

（12～13题共用题干）

　　流式细胞仪检测结果表明，来自一名 HIV 感染者的外周血中 CD4：CD8 的比值小于1。

12. 这个比值表明，在其体内减少的主要细胞类型及其表面蛋白分子分别是

　　A. B 细胞；MHC Ⅰ类分子，IgM，B7，

CD19，CD20

　　B. CTL；MHC Ⅰ类分子，TCR，CD3

　　C. CTL；MHC Ⅰ类分子，TCR，CD3，CD28

　　D. Th 细胞；MHC Ⅰ 类分子，TCR，CD3

　　E. Th 细胞；MHC Ⅰ 类分子，TCR，CD3，CD28

13. 下列组合中最能代表 CD4：CD8 比值小于1时减少的细胞表面的共刺激信号蛋白分子对是

　　A. B7（B 细胞）和 CD28（T 细胞）

　　B. B7（B 细胞）和 CD4（T 细胞）

　　C. CD40（B 细胞）和 CD40L（T 细胞）

　　D. MHC Ⅰ类分子（B 细胞）和 CD4（T 细胞）

　　E. MHC Ⅱ类分子（B 细胞）和 CD8（T 细胞）

三、问答题

1. T 细胞表面有哪些重要分子？其功能是什么？
2. 简述 TCR 辅助受体及其作用。
3. 简述 CTL 细胞主要生物学作用。
4. 简述 CD4[+] Th 细胞亚群及其功能。
5. 简述 T 细胞表面的共刺激分子有哪些？举例说明其主要作用。

选择题答案

1. A　2. C　3. D　4. B　5. B　6. C　7. D　8. B　9. D　10. E
11. E　12. E　13. A

第十一章 抗原提呈细胞与抗原的加工及提呈

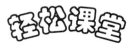

抗原提呈细胞（antigen-presenting cell，APC）是指能摄取、加工、处理抗原并将抗原信息提呈给 T 淋巴细胞的辅佐细胞。通常所说的抗原提呈细胞一般指单核/巨噬细胞（Monocytes/macrophages，Mφ）、树突状细胞（dendritic cells，DC）和 B 淋巴细胞等能表达 MHC II 类分子的细胞，即所谓的专职性的抗原提呈细胞（professional APC）。其他细胞如内皮细胞、成纤维细胞、各种上皮及间皮细胞等也具有一定的抗原提呈功能，又称这类细胞为非专职性抗原提呈细胞。

第一节 抗原提呈细胞的种类与特点

一、树突状细胞

树突状细胞（DC）是目前所知的功能最强的抗原提呈细胞。广泛分布于脑以外的全身组织和脏器，在外周血液循环中数量较少，仅占 1%。与其他抗原提呈细胞不同，DC 最大的特点是能够刺激初始 T 细胞（naïve T cells）增殖，Mφ、B 细胞仅能刺激已活化的 T 细胞或记忆性 T 细胞，因此，DC 是启动机体适应性 T 细胞免疫应答的抗原提呈细胞。

（一）表面标志

DC 主要特征性表面标志 $\begin{cases} \text{CD1a、CD11c 和 CD83} \\ \text{可特异性结合病原微生物的受体以及 FcR} \\ \text{MHC II 类分子} \\ \text{辅助刺激分子 CD80 及 CD86} \\ \text{黏附分子 CD40、CD54} \\ \beta1、\beta2 \text{ 整合素家族成员} \end{cases}$

（二）来源、组织分布与分类

人树突状细胞起源于造血干细胞（hemopoietic stem cell）。DC 的来源有两条途径：

根据来源分类 $\begin{cases} \text{髓系来源的 DC（myeloid DC）：髓样干细胞在 GM-CSF 的刺激下分化为} \\ \qquad \text{MDC，也称 DC1，与单核细胞和粒细胞有} \\ \qquad \text{共同的前体细胞} \\ \text{淋巴系来源的 DC（lymphoid DC）：或浆细胞样 DC（plasmacytoid DC，piX），} \\ \qquad \text{即 DC2，该细胞来源于淋巴样干细胞，} \\ \qquad \text{与 T 细胞和 NK 细胞有共同的前体细胞} \end{cases}$

淋巴样组织中的 DC
- 并指状 DC（interdigitating cell，IDC）：又称交错树突状细胞，分布于次级淋巴组织和胸腺髓质中的 T 细胞区
- 滤泡样 DC（follicular DC，FDC）：主要分布于淋巴结及黏膜淋巴组织中的生发中心内，其起源和功能与其他 DC 不同

根据组织分布分类

非淋巴样组织中的 DC
- 间质性 DC 广泛分布于多种非淋巴样器官，如心、肺、肝、肾、胃肠道
- 朗格汉斯细胞（Langerhans cell，LC）：分布于皮肤表皮基底层和棘细胞之间的未成熟 DC，高表达 FcR、CR 和病原体受体，胞质内有 Birbeck 颗粒，摄取和加工抗原的能力较强，提呈抗原的能力较弱

体液中的 DC
- 隐蔽细胞（veiled cell）
- 血液 DC

（三）分化、发育、成熟及迁移

正常情况下绝大多数体内 DC 处于非成熟状态（immature），未成熟 DC 低表达 MHC Ⅱ 类分子、共刺激分子和黏附分子，高表达 FcR、CR 及 TLR、MR（甘露糖受体）等，能通过吞噬和巨胞饮作用（macropinocytosis）摄取抗原，但加工提呈抗原的能力较弱，主要分泌 TNF-α、IL-1、IL-6 等细胞因子。摄取抗原或受到炎性刺激后进入成熟阶段，表型和功能均发生改变：高表达 MHC Ⅱ 类分子、共刺激分子和黏附分子，不表达 FcR、CR 和病原体受体。虽然摄取和加工抗原的能力降低，却具有强大的提呈抗原能力，主要分泌 IL-2、IL-4 等细胞因子。

DC 在成熟过程中同时发生迁移（migration），由外周组织（获取抗原信号）通过淋巴管和（或）血循环进入次级淋巴器官，并分化为成熟 DC，提呈抗原激发 T 细胞免疫应答。DC 在体内迁移是其分化成熟和实现抗原提呈功能所必需，是 DC 的重要特征，与其趋化因子受体表达谱有关。未成熟 DC 表达 CCRl、CCR2、CCR5、CXCR1 和 CXCR2；成熟 DC 表达 CCR7 和 CXCR4，使其能针对不同趋化因子发生反应，迁移到不同部位产生不同作用。

DC 成熟过程
- 前体阶段：外周血单核细胞（monocyte，Mo）被认为是 Mφ 和 DC 的共同前体
- 未成熟期：髓系 DC 在从前体发育为成熟 DC 时，需经过一个未成熟阶段，未成熟 DC 主要存在于多种实体器官及非淋巴组织的上皮（此处的 DC 即为 LC）
- 迁移期：主要存在于输入淋巴管、外周血、肝、血液及淋巴组织
- 成熟期：主要存在于淋巴结、脾及派氏集合淋巴结

（四）树突状细胞与免疫激活和免疫耐受

免疫激活作用
- 趋化 T 细胞
- 直接激活 T 细胞
- 诱导 Ig 类别转换，调节 B 细胞增殖分化

此外，DC 还能诱导免疫耐受。DC 在胸腺内通过排除自身反应性 T 细胞克隆，参与中枢免疫耐受的诱导。

二、单核/巨噬细胞

单核/巨噬细胞（Mφ）均来源于骨髓干细胞。发育成单核细胞后，进入血流分布于各种器官组织，并有不同的命名。成熟的单核吞噬细胞表达多种表面分子，其中受体多达数十种，介导Mφ内的信号转导或介导Mφ对颗粒状物质或细胞的摄取与加工处理。Mφ还能产生多种胞内酶和胞外酶，如：各种溶酶体酶，可销毁吞入细胞内的异物；溶菌酶能水解吞入细胞的革兰阴性菌；髓过氧化物酶能杀灭细菌。激活的单核/巨噬细胞表面能显示多种抗原分子，如MHC Ⅰ类、MHC Ⅱ类分子、黏附分子等，是Mφ处理和提呈抗原所不能缺少的免疫分子。

三、B淋巴细胞

B淋巴细胞的抗原提呈功能主要与其表达的膜免疫球蛋白有关，它能浓集抗原并使之内化。B淋巴细胞的这一功能对于辅助性T细胞的活化及其在TD抗原应答过程中向B细胞提供所需的第二信号，促进B细胞产生抗体，具有极为重要的作用。

第二节　抗原的加工和提呈

抗原提呈：抗原提呈细胞将抗原分子降解并加工处理成多肽片段，以抗原肽-MHC复合物的形式，表达于抗原提呈细胞的表面，在与T细胞接触的过程中，被T细胞上T细胞受体（TCR）识别，从而将抗原信息传递给T细胞。

一、抗原的摄取

外源性抗原（exgenous antigen）：如被吞噬细胞吞噬的细菌、细胞、蛋白质抗原等，需经过抗原提呈细胞摄取至细胞内才能被加工、处理并以抗原肽-MHC Ⅱ类复合物的方式提呈给T细胞

内源性抗原（endogenous antigen）：如被病毒感染细胞合成的病毒蛋白质和肿瘤细胞内合成的蛋白质等。内源性抗原在细胞内合成后直接被细胞加工、处理并以抗原肽-MHC Ⅰ类复合物的方式提呈给CD8$^+$T细胞

二、抗原的加工处理

表 11-1　抗原加工处理的两条途径

	MHC Ⅰ类途径	MHC Ⅱ类途径
抗原的主要来源	内源性抗原	外源性抗原
降解抗原的酶结构	蛋白酶体	溶酶体
处理抗原的细胞	所有有核细胞	专职性抗原提呈细胞
抗原与MHC分子结合部位	内质网	溶酶体及内体
参与的MHC分子	MHC Ⅰ类分子	MHC Ⅱ类分子
提呈对象	CD8$^+$T细胞（主要是CTL）	CD4$^+$T细胞（主要是Th）

三、抗原的提呈

（一）抗原提呈的基本过程

四个阶段 { 细胞间的黏附
抗原特异性活化
协同刺激作用
细胞因子信号的参与

（二）MHC 分子对抗原的交叉提呈现象

MHC 分子对抗原的提呈存在交叉提呈现象，即 MHC Ⅰ类分子也能提呈外源性抗原，而内源性抗原也能通过 MHC Ⅱ类途径加以提呈。该提呈并不是抗原提呈的主要方式。

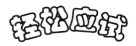

一、名词解释

1. 抗原提呈细胞（APC）
2. 抗原提呈
3. 外源性抗原（exgenous antigen）
4. 内源性抗原（endogenous antigen）
5. 树突状细胞（DC）
6. 共刺激分子
7. 滤泡树突状细胞（FDC）

二、选择题

1. T 细胞受体识别与 MHC 分子结合的
   A. 抗原肽
   B. Fc 受体
   C. CD3
   D. 共刺激分子
   E. 免疫球蛋白

2. T 细胞活化所需的第一信号是指
   A. 细胞因子
   B. 协同刺激信号
   C. MHC 结合的抗原肽复合物
   D. 有丝分裂原
   E. 以上都不是

3. 参与 T 细胞 TCR 识别抗原信号并向细胞内传递信号的分子有
   A. CD2
   B. CD3
   C. CD4
   D. CD8

   E. CD9

4. 巨噬细胞和 T 细胞相互作用中，下列哪项是**不需要**的
   A. T 细胞识别抗原肽和 MHC 分子复合物
   B. 巨噬细胞加工抗原
   C. 加工抗原呈递给 T 细胞
   D. 相互作用的细胞释放白细胞介素
   E. 合成和分泌抗体

5. 关于细胞免疫，下列哪项是**错误**的
   A. 需有抗原刺激
   B. 不需非 T 细胞参与
   C. 释放淋巴因子引起迟发型炎症
   D. 可特异地杀伤靶细胞
   E. T 细胞介导

6. 抗原激活成熟的 T 细胞后，可诱使其表达
   A. IL-2
   B. IL-7
   C. IL-4

D. IL-10

E. 以上全部

7. CD8$^+$细胞杀伤靶细胞

 A. 要识别 MHC Ⅰ类分子上的肽类

 B. 需要替代途径活化补体

 C. 要识别 MHC Ⅱ类分子上的肽类

 D. 通过 Fc 受体与包被了抗体的靶细胞结合

 E. 一个 CD8$^+$细胞只杀伤一个靶细胞

8. 与细胞免疫**无关**的免疫现象是

 A. 抗肿瘤免疫

 B. 移植排斥反应

 C. 接触性皮炎

 D. 感染性变态反应

E. 中和外毒素

9. B 细胞具有提呈外源性抗原的功能是因为

 A. 具有吞噬能力

 B. 分泌大量 IL-2

 C. 表达 MHC Ⅱ类抗原

 D. 表达 FcR

 E. 肠道存在大量的 B 淋巴细胞

10. 能识别外源性抗原信号的细胞是

 A. Th1 细胞

 B. 红细胞

 C. B1 细胞

 D. CTL

 E. NK 细胞

三、问答题

1. DC、Mφ 及 B 细胞摄取抗原过程的主要异同点是什么？

2. 抗原是如何通过 MHC Ⅰ、Ⅱ类途径被加工处理和提呈的？

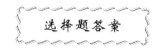

选择题答案

1. A 2. C 3. B 4. E 5. B 6. E 7. A 8. E 9. C 10. A

第十二章　T淋巴细胞介导的适应性免疫应答

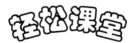

T淋巴细胞介导的免疫应答也称细胞免疫应答，可分为三个阶段：①T细胞特异性识别抗原阶段；②T细胞活化、增殖和分化的阶段；③产生效应阶段。

与特异性抗原相遇前的成熟T细胞一般被称为初始T细胞。这些在胸腺内发育成熟的初始T细胞随血液循环到达外周淋巴器官，并在体内再循环，这些T细胞通过其表面的TCR与APC表面的抗原肽-MHC分子复合物特异结合后，在抗原信号、共刺激信号和其他辅助因素的作用下，进行活化、增殖，分化成为能清除病原生物的效应性T细胞，进而完成对抗原的清除，以及对免疫应答的调节作用。

第一节　T细胞对抗原的识别

TCR与抗原提呈细胞（APC）表面的抗原肽-MHC分子复合物特异结合称为抗原识别（antigen recognition），这是T细胞特异活化的第一步。TCR在特异性识别APC所提呈的抗原多肽的过程中，必须同时识别与抗原多肽形成复合物的MHC分子，称为MHC限制性（MHC restriction）。MHC限制性的形成主要与T细胞发育过程中的阳性选择有关。

一、APC向T细胞提呈抗原的过程

抗原一般可以分为外源性抗原和内源性抗原。外源性抗原被APC摄取、加工和处理，以MHC II类分子-肽复合物的形式表达于APC表面，再将抗原有效地提呈给$CD4^+$ Th细胞识别。内源性抗原（如病毒感染细胞所合成的病毒蛋白和肿瘤细胞所合成的肿瘤抗原），主要以MHC I类分子-抗原肽复合物的形式表达于细胞表面，供特异性$CD8^+$ T细胞识别。

二、APC与T细胞的相互作用

$$\left\{\begin{array}{l} \text{T细胞与APC的非特异结合：黏附分子} \\ \text{T细胞与APC的特异性结合} \left\{\begin{array}{l} \text{抗原信号} \\ \text{共刺激分子} \end{array}\right. \end{array}\right.$$

免疫突触（immunological synapse）：又被称为T细胞突触（T cell synapse），是指T细胞在和抗原提呈细胞识别结合的过程中，多种跨膜分子聚集在富含神经鞘磷脂和胆固醇的"筏"状结构上，并相互靠拢成簇，形成细胞间相互结合的部位。在免疫突触形成的后期，其中心区为T细胞抗原受体（TCR）和抗原肽-MHC复合物分子，以及T细胞膜辅助分子（如CD4和CD28）和相应配体，周围环形分布着大量的其他细胞黏附分子，如整合素（LFA-1）等。此结构有助于增强TCR与MHC-多肽复合物相互作用的亲和力和促进T细胞信号转导分子的相互作用、信号

通路的激活及细胞内亚显微结构极化，涉及到细胞骨架系统和细胞器的结构及功能变化，从而参与 T 细胞的激活和细胞效应的有效发挥。

第二节 T 细胞的活化、增殖和分化

一、T 细胞活化涉及的分子

$$
\begin{cases}
抗原信号 \begin{cases} TCR\ 识别\ MHC\text{-}抗原肽复合物 \\ CD3\ 转导活化信号 \\ 辅助受体：CD4\ 与\ CD8 \end{cases} \\
共刺激分子 \\
细胞因子：IL\text{-}1、IL\text{-}2、IL\text{-}6、IL\text{-}12
\end{cases}
$$

二、T 细胞活化的信号转导途径

T 淋巴细胞抗原受体是由多肽链组成的跨膜蛋白复合体，它的胞外部分可识别各自不同特异性的抗原肽，但 TCR 的胞内部分较短，要借助于 CD3 分子的辅助，使 CD3 分子胞质区易于被 PTK 作用的特定序列——免疫受体酪氨酸活化基序（immunoreceptor tyrosine-based activation motifs，ITAM）磷酸化，才能将胞外刺激信号传递至细胞内部，使转录因子活化，转位到核内，活化相关基因，称为 T 细胞活化的信号转导。在 T 细胞活化过程中，CD28 等共刺激分子介导的协同刺激信号（第二信号）是 T 细胞活化不可缺少的条件。

三、T 细胞活化信号涉及的靶基因

T 细胞活化信号通过磷酯酰肌醇代谢途径和 Ras-MAP 激酶途径，产生激酶磷酸化的级联反应，使 T 细胞内的转录因子 NFAT、NF-κB 和 AP-1 等转入细胞核内，调控涉及细胞增殖及分化的细胞基因。参与 T 细胞活化的基因有近百种，包括细胞原癌基因、细胞因子基因和细胞因子受体基因、分化抗原基因及 MHC 分子基因等。

IL-2 作为 T 细胞自分泌生长因子，其基因的转录对于 T 细胞的活化是必需的，目前临床使用的免疫抑制剂，如环孢素 A 和 FK506，都是阻断钙调磷酸酶的作用，使转录因子 NFAT 转位到 IL-2 基因上，阻止基因转录而发挥抑制 T 细胞活化与应答作用的。

四、抗原特异性 T 细胞克隆性增殖和分化

被活化的 T 细胞迅速进入细胞周期，通过有丝分裂而大量增殖，并进一步分化为效应细胞，然后离开淋巴器官随血液循环到达特异性抗原聚集部位。多种细胞因子（如 IL-2、IL-4、IL-6、IL-7、IL-12、IL-15 和 IL-18 等）参与 T 细胞增殖和分化过程，其中最重要的是 IL-2。

$$
\begin{cases}
CD4^+\ T\ 细胞的增殖分化 \begin{cases} Th\ 细胞的极化 \begin{cases} Th1\ 细胞——细胞免疫 \\ Th2\ 细胞——体液免疫 \end{cases} \\ 调节性\ T\ 细胞 \end{cases} \\
CD8^+\ T\ 细胞的增殖分化 \begin{cases} Th\ 细胞依赖性的 \\ 非\ Th\ 细胞依赖性的 \end{cases}
\end{cases}
$$

第三节　T细胞的效应功能

一、Th细胞的效应功能

Th1细胞的作用
- 对巨噬细胞：活化巨噬细胞——促进吞噬和消化功能
- 对淋巴细胞：促进Th1细胞、CTL等增殖，抑制Th2细胞的分化；辅助B细胞产生抗体（如IgG2a）
- 对中性粒细胞：活化中性粒细胞，促进其杀伤病原体

Th2细胞的作用
- 辅助体液免疫应答
- 抑制Th1细胞的分化
- 参与超敏反应性炎症

二、CTL细胞的效应功能

CTL主要杀伤感染胞内寄生病原体（病毒、某些胞内寄生菌等）的宿主细胞、肿瘤细胞等，可识别MHC I类分子提呈的抗原。CTL可高效、特异性地杀伤靶细胞，而不损害正常组织。CTL主要通过非接触和接触两条途径杀伤靶细胞：其中穿孔素介导非接触性杀伤过程，Fas/FasL途径介导接触性诱导细胞凋亡的途径。

三、记忆性T细胞

记忆性T细胞（memory T cell，Tm）是指对特异性抗原有记忆能力、寿命较长的T淋巴细胞。一般认为在T细胞进行克隆性扩增后，有部分细胞分化为有记忆能力的细胞，当再次遇到相同抗原后，Tm可迅速活化、增殖、分化为效应细胞，产生免疫记忆反应，即可产生更快、更强、更有效的再次免疫应答。一般认为，Tm细胞与初始T细胞表达不同的CD45异构体，Tm细胞为CD45RA$^-$、CD45RO$^+$，初始T细胞是CD45RA$^+$、CD45RO$^-$。

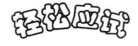

一、名词解释

1. 内源性抗原
2. 外源性抗原
3. 免疫突触
4. 细胞免疫
5. MHC限制性

二、选择题

1. T细胞活化的第二信号由哪个分子进行传递
   A. CD3
   B. CD4
   C. CD19
   D. CD28
   E. CD40L

2. 参与T细胞TCR识别抗原信号以及向细胞内传递信号的分子有
   A. CD2
   B. CD3
   C. CD4
   D. CD8

    E. CD9

3. Th2 细胞主要分泌

    A. IFN-α

    B. IL-4

    C. IFN-γ

    D. TNF-β

    E. IL-2

4. T 细胞分泌的细胞因子中,在 B 细胞分化成浆细胞过程中**不起**重要作用的是

    A. TNF

    B. IL-2

    C. IL-4

    D. IL-5

    E. IL-6

5. 抗原激活成熟的 T 细胞后,可诱使其表达

    A. IL-2

    B. IL-7

    C. IL-4

    D. IL-10

    E. 以上全部

6. CD8$^+$ 细胞杀伤靶细胞

    A. 要识别 MHC I 类分子上的肽类

    B. 需要替代途径活化补体

    C. 要识别 MHC II 类分子上的肽类

    D. 通过 Fc 受体与包被了抗体的靶细胞结合

    E. 一个 CD8$^+$ 细胞只杀伤一个靶细胞

7. CD4$^+$ 细胞的功能**不包括**

    A. 能够帮助 B 细胞产生抗体

    B. 能够产生 IL-2

    C. 能够增强 T 细胞活性

    D. 能够释放 IL-1

    E. 能识别抗原肽与 MHC II 类分子复合物

8. T 细胞的生物学功能**不包括**

    A. 产生细胞因子

    B. 直接杀伤靶细胞

    C. 参与对病毒的免疫应答

    D. 诱导抗体的类别转换

    E. 介导 ADCC 效应

9. Th1 细胞主要分泌的细胞因子是

    A. IFNγ

    B. IL-4

    C. IL-5

    D. IL-6

    E. IL-10

三、问答题

1. 简述适应性细胞免疫应答的基本过程。
2. 试述内源性抗原及外源性抗原的加工处理和提呈过程。
3. 简述 T 细胞活化过程中的双识别与双信号机制。
4. 简述 T 细胞介导的免疫应答的效应及其机制。

选择题答案

1. D   2. B   3. B   4. B   5. E   6. A   7. D   8. B   9. A

第十三章　B淋巴细胞介导的特异性免疫应答

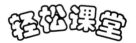

机体的特异性体液免疫应答主要由B细胞介导。B细胞应答的第一步是BCR对抗原的特异识别及两者的结合，启动B细胞激活信号。此信号被传导入胞内，在协同刺激分子产生的第二信号的作用下诱导细胞激活、增殖、并分化成浆细胞或记忆细胞。在某些情况下，也可导致细胞灭活或凋亡。B细胞识别的抗原主要是T细胞依赖性（TD）抗原，还有T细胞不依赖性（TI）抗原。B细胞对TD抗原的应答需要Th细胞的辅助。

第一节　B细胞对TD抗原的免疫应答

一、B细胞对TD抗原的识别

> B细胞经由BCR识别抗原
> 第一活化信号经由Igα/Igβ传导入胞内
> B细胞活化辅助受体：CD19/CD21/CD81/CD225以非共价键形式组成B细胞活化共受体复合物

二、TD抗原刺激B细胞活化需要的信号

> 抗原与mIg的可变区特异结合，产生第一活化信号，与mIg组成BCR复合物的Igα/Igβ的胞质区有ITAM基序，第一活化信号由此传导入胞内（图13-1）
> Th细胞向B细胞提供第二活化信号，即协同刺激信号

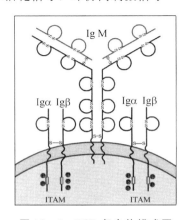

图13-1　BCR复合体模式图

三、B 细胞增殖和终末分化

静息 B 细胞为 mIgM$^+$ 和 mIgD$^+$

活化 B 细胞体积增大，mIgD 消失

胞膜表达一些新的细胞因子的受体，如 IL-2、IL-4 及 IL-5 的受体

胞质内发生 Ca^{2+} 浓度增高等变化

四、B 细胞在生发中心的分化成熟

在周围淋巴器官的 T 细胞区，激活的部分 B 细胞进入初级淋巴滤泡，分裂增殖，形成生发中心。生发中心在抗原刺激后一周左右形成

分裂增殖的 B 细胞称生发中心母细胞（centroblast）

生发中心母细胞分裂增殖产生的子细胞体积小，称为生发中心细胞（centrocyte）

（一）V（D）和 J 基因节段的重排（图 13-2）

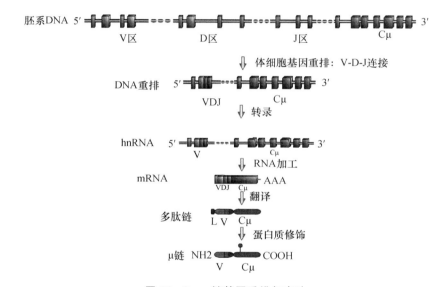

图 13-2　μ 链基因重排与表达

（二）体细胞高频突变（somatic hypermutation）和 Ig 亲和力成熟

生发中心母细胞每次分裂，IgV 区基因中大约每 1000 个 bp 中就有一对发生突变，导致 B 细胞产生突变的 Ig 分子。表达高亲和力抗原受体的 B 细胞，才能有效地结合抗原，并在抗原特异的 Th 细胞辅助下增殖，产生高亲和力的抗体。此为抗体亲和力成熟（affinity maturation）。

（三）Ig 同种型转换（isotype switch）

每个 B 细胞开始时一般均表达 IgM，在免疫应答中首先分泌 IgM。但随后由于重链恒定区基因发生重排，即可表达和产生 IgG、IgA 或 IgE，其 Ig V 不发生改变。

（四）浆细胞的形成

- 浆细胞又称抗体生成细胞（AFC），是 B 细胞分化的终末细胞
- 能合成和分泌特异性抗体
- 表面不再表达 BCR 和 MHC Ⅱ类分子
- 生发中心产生的浆细胞大部分迁入骨髓，并较长时间内持续产生抗体

（五）记忆 B 细胞的产生

- 记忆 B 细胞不产生 Ig，再次与同一抗原相遇时可迅速活化，产生大量抗原特异的 Ig
- 记忆 B 细胞表达 CD27
- 一般认为记忆细胞是长寿细胞

第二节　B 细胞对 TI 抗原的免疫应答

某些细菌多糖、多聚蛋白质及脂多糖等，能刺激初始 B 细胞，而无需抗原特异性 T 细胞的辅助。这类抗原称为胸腺非依赖性抗原（thymus-independent antigen，TI-Ag）。

- TI-1 抗原常被称为 B 细胞丝裂原，但 TI-1 抗原单独不足以诱导 Ig 类别转换、抗体亲和力成熟及记忆 B 细胞形成
- TI-2 抗原为细菌胞壁与荚膜多糖，它们有高度重复的结构，只能激活成熟 B 细胞

表 13-1　不同类型抗原引起的免疫应答

	TD 抗原	TI-1 抗原	TI-2 抗原
在婴幼儿的抗体反应	＋	＋	－
在无胸腺小鼠及个体中抗体的产生	－	＋	＋
无 T 细胞条件下的抗体反应	－	＋	＋
激活 T 细胞	＋	－	－
多克隆激活 B 细胞	－	＋	－
对重复序列的需要	－	－	＋
抗原举例	白喉毒素，病毒性血凝素，结核分枝杆菌的纯蛋白衍生物（PPD）	百日咳杆菌，胞壁脂多糖	肺炎球菌，荚膜多糖，沙门菌多聚鞭毛，葡聚糖，半抗原偶联的聚蔗糖

第三节　体液免疫应答抗体产生的一般规律

一、初次应答

- 抗原刺激后，在血清中能测到特异抗体前，有一个潜伏期（lag phase）
- 对数期（log phase）：抗体量呈幂次方增加
- 平台期（steady-state phase or plateau phase）：血清中抗体浓度不发生变化，既不增高，也不减少
- 下降期（decline phase）：抗体合成速度小于降解速度，血清中抗体浓度慢慢下降

二、再次应答

特征 {
①潜伏期短，大约为初次应答潜伏期时间的一半
②抗体浓度增加快
③到达平台期快，平台高，时间长
④下降期持久，因为机体会长时间合成抗体
⑤用较少量抗原刺激即可诱发二次应答
⑥再次应答中产生的抗体主要为 IgG，而初次应答中主要产生 IgM
⑦抗体的亲和力高，且较均一

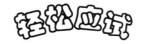

一、名词解释

1. TD-Ag

2. TI-Ag

3. 免疫球蛋白类别转换（Ig class switch）

4. 初次应答

5. 再次应答

6. 潜伏期

7. 免疫记忆

二、选择题

1. 胸腺依赖性抗原是指
    A. 仅存在于 T 细胞上
    B. 相应抗体是在胸腺中产生的
    C. 对此抗原不产生体液性免疫
    D. 一定在胸腺中产生此种抗原
    E. 只有在 T 细胞辅助下才能产生针对这种抗原的抗体

2. 一般情况下，难以诱导免疫应答的物质是
    A. 蛋白质
    B. 糖蛋白
    C. 脂多糖
    D. 脂类
    E. 多糖类

3. 下列哪种物质**不是** TD-Ag
    A. 血细胞
    B. 血清蛋白
    C. 免疫球蛋白
    D. 乙肝病毒表面抗原
    E. 肺炎球菌荚膜多糖

4. 有多个重复 B 细胞表位的抗原是
    A. Supper antigen

    B. TD-Ag
    C. TI-Ag
    D. 构象决定基
    E. 线性决定基

5. 下列那些作用与 B 细胞在生发中心的分化成熟**无关**
    A. 抗原受体编辑
    B. Ig 亲和力成熟
    C. Ig 类别转换
    D. B 细胞表达 MHC Ⅰ类抗原
    E. 体细胞突变

6. 对 TD 抗原的体液免疫，下列哪项是**错误**的
    A. 需有抗原刺激
    B. B 细胞活化、增殖、分化为浆细胞
    C. 浆细胞合成并分泌 Ig
    D. Ig 仅在细胞外发挥效应
    E. 不需 T 细胞参与

7. TI 抗原引起免疫应答的特点是
    A. 需要 Mφ 加工处理
    B. 可产生 IgG 和其他类别 Ig
    C. 有免疫记忆

D. 只引起体液免疫

E. 可以引起细胞性免疫

8. 抗体再次应答时产生 Ig 的特征是

A. IgM 抗体显著高于初次应答

B. IgG 抗体显著高于初次应答

C. IgM 和 IgG 抗体显著高于初次应答

D. 抗体的特异性改变

E. 抗体的亲和力无改变

9. 再次免疫应答在医学实践中的意义是

A. 预防接种两次以上

B. 血清学试验诊断传染病时，应以一定间隔作两次试验，进行结果的比较

C. 血清学诊断应注意鉴别非特异性回忆反应

D. 用抗体或某些药物治疗时要注意过敏反应

E. 以上全对

10. 下列关于 B 细胞活化的描述哪一个是**不**

正确的

A. 非胸腺依赖性抗原直接活化 B 细胞产生 IgM

B. 蛋白质抗原需要辅助性 T 细胞诱导 B 细胞产生抗体

C. T、B 细胞直接的相互作用不需要 MHC 分子参与

D. B 细胞活化、增殖、分化成浆细胞和记忆性细胞

E. Th 细胞分泌细胞因子辅助 B 细胞

11. 参与 TD 抗原初次刺激机体产生抗体的细胞是

A. B 细胞

B. T 细胞和 B 细胞

C. 巨噬细胞、T 细胞、B 细胞

D. 巨噬细胞和 B 细胞

E. 巨噬细胞和 T 细胞

三、问答题

1. 体液免疫应答的特点。

2. B 细胞对 TD、TI-1 及 TI-2 抗原免疫应答的异同。

3. Th 细胞如何辅助 B 细胞的免疫应答？

4. 简述 B 细胞在生发中心的分化成熟过程。

5. 列表比较抗体初次应答和再次应答的特点。

6. 试述体液免疫应答过程中 Th 细胞对 B 细胞的辅助作用。

选择题答案

1. E　　2. E　　3. C　　4. C　　5. D　　6. E　　7. D　　8. B　　9. E　　10. C

11. C

第十四章　固有免疫系统及其介导的免疫应答

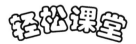

固有免疫（innate immunity）也称为非特异性免疫（non-specific immunity）或天然免疫（natural immunity），是指在个体出生时就具备，可对侵入的病原体迅速应答，产生非特异抗感染免疫的作用；固有免疫也参与对体内损伤衰老或畸变细胞的清除，同时在特异性免疫应答过程中也发挥着重要的作用。

固有免疫系统组成 { 组织屏障：皮肤及附属成分、血-脑及血-胎屏障
固有免疫细胞：粒细胞、单核-巨噬细胞、肥大细胞、NK 细胞、B1 细胞等
固有免疫分子：溶菌酶、补体、甘露糖结合蛋白（MBP）、CD14 等

第一节　组织屏障及其作用

组织屏障
- 皮肤及附属成分
  - 物理屏障：致密上皮细胞组成的皮肤和黏膜组织
  - 化学屏障：皮肤和黏膜分泌物中含有多种杀菌、抑菌物质
  - 微生物屏障：寄居在皮肤和黏膜表面的正常菌群
- 血-脑屏障：对中枢神经系统产生保护作用，阻挡血液中的病原体和其他大分子物质进入脑组织及脑室
- 血-胎屏障：防止母体内病原体和有害物质进入胎儿体内，保护胎儿免遭感染、使之正常发育，妊娠早期（三个月内）该屏障未发育完全，此时孕妇若感染风疹和巨细胞等病毒，可导致胎儿畸形或流产

第二节　固有免疫细胞

执行固有免疫作用的细胞主要包括：单核吞噬细胞、树突状细胞、NK 细胞、NK T 细胞、γδT 细胞、B1 细胞、嗜中性粒细胞、嗜酸性粒细胞、嗜碱性粒细胞和肥大细胞等。

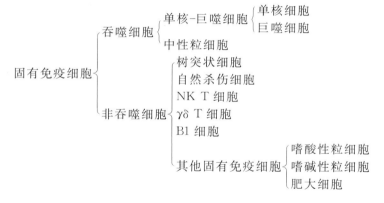

一、吞噬细胞

吞噬细胞（phagocytes）主要包括单核-巨噬细胞（monocytes/macrophages）和中性粒细胞（neutrophils）两大类。单核细胞由骨髓单核系干细胞发育分化而成，约占血液中白细胞总数的3%～8%。在表皮棘层，发育分化为朗格汉斯细胞；进入结缔组织或器官，发育成熟为巨噬细胞。巨噬细胞广泛分布于机体全身各处，可因所处部位的不同而有不同的形态和名称，如在肝中称 Kupffer 细胞。它们具有强大的吞噬杀菌和吞噬清除体内凋亡细胞及其他异物的能力，主要作用是清除体内衰老损伤或凋亡的细胞，以及免疫复合物和病原体等抗原性异物。

巨噬细胞可通过表面模式识别受体（pattern recognition receptors，PRR）直接识别结合某些病原体共同表达的和宿主衰老损伤和凋亡细胞表面呈现的特定的分子结构；模式识别受体识别结合的某些病原体或其产物所共有的高度保守的特定分子结构称为病原相关分子模式（pathogen associated molecular patterns，PAMP）。Toll 样受体（Toll like receptors，TLR）是一种重要的PRR，人类 Toll 样受体家族成员现已确认的有 10 个（TLR 1～10）。它们分布于不同的免疫细胞表面，其中 TLR 2 和 TLR 4（TLR 1 和 TLR 6）主要表达于单核-巨噬细胞表面。

中性粒细胞占血液白细胞总数的 60%～70%，是外周血中含量最多的一类白细胞。它的胞核呈多叶状，故又称多形核（polymorphonuclear，PMN）白细胞。中性粒细胞具有很强的趋化作用和吞噬功能，当病原体在局部引发感染时，它们可迅速穿越血管内皮细胞进入感染部位，对侵入的病原体发挥吞噬杀伤和清除作用。

二、树突状细胞

树突状细胞（dendritic cells，DC）广泛分布于脑以外的全身组织和脏器，数量较少，因其具有许多分枝状突起而得名。树突状细胞是专职抗原提呈细胞，其主要功能是摄取、加工处理和提呈抗原，启动特异性免疫应答。树突状细胞能诱导初始 T 细胞活化，因此是机体特异性免疫应答的始动者。树突状细胞也是体内重要的免疫调节细胞，可通过分泌不同的细胞因子参与固有和适应性免疫应答。

三、自然杀伤细胞

自然杀伤细胞（natural killer cells，NK）不表达特异性抗原识别受体，是不同于 T、B 淋巴细胞的一类淋巴样细胞，占淋巴细胞总数的 10% 左右。目前，人们将 TCR⁻、mIg⁻、CD56⁺、CD16⁺淋巴样细胞鉴定为 NK 细胞。此外，NK 细胞表面还具有多种与其杀伤活化或杀伤抑制有关的受体。NK 细胞表面识别 HLA Ⅰ类分子的受体由两种结构不同的家族分子构成：一种称为杀伤细胞免疫球蛋白样受体（KIR）；另一种称为杀伤细胞凝集素样受体（KLR）。NK 细胞是执行免疫监视作用的效应细胞，可表达能够识别结合 HLA Ⅰ类分子的 KIR 和 KLR，在生理条件下，对自身正常组织细胞不产生杀伤作用。NK 细胞无需抗原致敏，能直接杀伤某些肿瘤和病毒感染的靶细胞，因此在机体抗肿瘤和早期抗病毒或胞内寄生菌感染的免疫过程中起重要作用。在肿瘤或病毒特异性IgG抗体存在的条件下，NK 细胞也可通过表面IgG Fc受体（FcγRⅢ）介导，识别杀伤与IgG抗体特异性结合的肿瘤/病毒感染的靶细胞。这种以IgG抗体作为中间桥梁，定向介导杀伤细胞（如 NK 细胞或巨噬细胞等）对靶细胞的杀伤作用，称为抗体依赖性细胞介导的细胞毒作用（antibody dependent cell-mediated cytotoxicity，ADCC）。NK 细胞活化后，还可通过分泌 IFN-γ、IL-2 和 TNF 等细胞因子发挥免疫调节作用。

四、NK T 细胞

NK T 细胞是指能够组成性表达 NK 细胞表面 NK1.1 分子和 TCR-CD3 复合受体分子的 T 细

胞。NK T 细胞表面 TCR 缺乏多样性，抗原识别谱窄，可识别靶细胞表面 CD1 分子提呈的脂类和糖脂类抗原，且无 MHC 限制性。NK T 细胞的主要生物学功能是细胞毒作用和参与免疫调节。

五、γδ T 细胞

根据表达的 TCR 类型，T 细胞可分为 αβ T 细胞和 γδ T 细胞。αβ T 细胞识别由 MHC 分子提呈的抗原肽，并且具有自身 MHC 限制性。γδ T 细胞识别非肽类分子，包括由 CD1 分子（非多态性 MHC Ⅰ 类样分子）呈递的糖脂，某些病毒的糖蛋白、分枝杆菌的磷酸糖和核苷酸衍生物、热休克蛋白（HSP）等。γδ T 细胞识别抗原无 MHC 限制性。γδ T 细胞具有抗感染和抗肿瘤作用，可杀伤病毒或细胞内细菌感染的靶细胞、表达热休克蛋白和异常表达 CD1 分子的靶细胞以及肿瘤细胞。活化的 γδ T 细胞能发挥免疫调节作用和介导炎症反应的作用。

六、B1 细胞

根据 CD5 的表达与否，可把 B 细胞分成 B1 细胞和 B2 细胞两个亚群。B1 细胞表面表达 CD5，发育在先，故称为 CD5$^+$ B1 细胞。该细胞发生于个体发育的早期，其抗原受体与所产生的抗体可以以相对低的亲和力与多种不同的抗原表位结合，这种现象称为多反应性（polyreactivity）。这些多反应性受体主要是与普通的细菌多糖结合。B1 细胞接受相应多糖抗原刺激后，48 小时内即可产生以 IgM 为主的低亲和力抗体，但不发生 Ig 类别转换，也不产生免疫记忆。

表 14 - 1　B-1 细胞与 B-2 细胞的比较

性质	B-1 细胞	B-2 细胞
初次产生的时间	胎儿期	出生后
特异性	多反应性	单特异性，尤其在免疫后
对蛋白质抗原的应答	可能	是
对糖类抗原的应答	是	可能
体细胞高频突变	低/无	高
分泌的 Ig 的同种型	主要为 IgM	初次为 IgM，再次主要为 IgG
自发性 Ig 的产生	高	低
更新的方式	自我更新	由骨髓产生

七、其他固有免疫细胞

其他固有免疫细胞包括：嗜酸性粒细胞、嗜碱性粒细胞和肥大细胞等。嗜酸性粒细胞（eosinophil）具有趋化作用和一定的吞噬杀菌能力，特别是在抗寄生虫免疫过程中具有重要作用。嗜酸性粒细胞可通过释放组胺酶和芳基硫酸酯酶，灭活肥大细胞脱颗粒释放的组胺和白三烯，具有阻抑炎症反应的作用。嗜碱性粒细胞（basophil）数量最少，其与肥大细胞虽然形态特征和分布有所不同，但二者的功能非常相似，它们均为参与 Ⅰ 型超敏反应的重要效应细胞。

第三节　固有免疫分子及其主要作用

一、补体系统

补体系统是固有免疫系统（innate immune system）最重要的一类免疫效应分子。病原微生物侵入机体后通过旁路途径和 MBL 途径，迅速激活补体系统，产生溶菌或病毒溶解作用。某些补体裂解产物（如 C3a、C5a）具有趋化和致炎作用，可吸引吞噬细胞到达感染部位，发挥吞噬杀菌作用和引起炎症反应；有些补体裂解产物（如 C3b、C4b）具有调理和免疫黏附作用，可促进吞噬细胞对病原体的吞噬与清除。

二、细胞因子

病原体感染机体后，可刺激免疫细胞和感染的组织细胞产生多种细胞因子，参与多种免疫功能。

细胞因子的作用 $\begin{cases} 抗病毒作用（如 IFN\alpha/\beta/\gamma 等） \\ 诱导和促进炎症反应（如 IL-1、IL-6 和 IL-8 等） \\ 诱导和增强抗肿瘤作用（如 IFN-\gamma 和 TNF-\alpha 等） \end{cases}$

三、抗菌肽及酶类物质

防御素（defensin）：是一组耐受蛋白酶的一类富含精氨酸的小分子多肽，对细菌、真菌和某些有包膜病毒具有直接杀伤作用。人和哺乳动物体内存在的 α-防御素为阳离子多肽，也称为抗菌肽（Cathelicidin）

溶菌酶（lysozyme）：是一种不耐热的碱性蛋白质，广泛存在于各种体液、外分泌液和吞噬细胞溶酶体中。溶菌酶能直接水解 G^+ 菌细胞壁中乙酰葡糖胺与乙酰胞壁酸分子间的连接，从而导致菌细胞溶解破坏。而 G^- 菌细胞壁黏肽层外有一层脂多糖和脂蛋白，故不受溶菌酶的影响。在抗体存在下，脂多糖及脂蛋白受到破坏时，溶菌酶才能发挥作用；在抗体、补体、溶菌酶共同存在时，其溶菌作用更为明显

乙型溶素（β-lysin）：可作用于 G^+ 菌的细胞膜，产生非酶性破坏效应，但对 G^- 菌无效

第四节　固有免疫应答

固有免疫应答在机体非特异性抗感染免疫和抗肿瘤免疫的过程中具有重要意义，在特异性免疫应答的启动、调节和效应阶段也发挥着重要作用。

一、固有免疫应答的作用时相

即刻固有免疫应答阶段：感染 0～4 小时之内发生。皮肤黏膜及其分泌液中的抗菌物质和正常菌群作为物理、化学和微生物屏障，可阻挡外界病原体对机体的入侵，具有即刻免疫防卫作用。当少量病原体突破机体屏障结构，进入皮肤或黏膜下组织后，可被局部存在的巨噬细胞及被趋化而来的中性粒细胞迅速吞噬和清除。通常绝大多数病原体感染终止于此时相

早期固有免疫应答阶段：感染后 4～96 小时之内发生。感染周围组织中的巨噬细胞被募集到炎症反应部位，并被活化，以增强局部抗感染免疫应答能力。同时，产生大量的细胞因子和其他低分子量炎性介质，介导多种免疫及生物反应过程。B1 细胞接受某些细菌共有多糖抗原，产生以 IgM 为主的抗菌抗体，在血清补体协同作用下，病原菌产生杀伤溶解作用；NK 细胞、γδ T 细胞和 NK T 细胞则可对某些病毒感染和胞内寄生菌感染的细胞产生杀伤破坏作用，在早期抗感染免疫过程中发挥作用

适应性免疫应答诱导阶段：发生于感染 96 小时之后。活化巨噬细胞和树突状细胞作为专职抗原提呈细胞，可将摄入的病原体等加工处理为信号，通过与抗原特异性淋巴细胞之间的相互作用，诱导产生特异性免疫应答

二、固有免疫应答的特点

固有免疫应答的主要特点是固有免疫细胞可识别多种"非己"异物共同表达的分子，而不是抗原表位，对多种病原微生物或其产物均可应答，并迅速产生免疫效应。固有免疫在对病原微生物的应答过程中不产生免疫记忆，通常也不会形成免疫耐受。

1. 固有免疫细胞的识别特点

- 模式识别受体（pattern recognition receptor，PRR）：主要是指存在于固有免疫细胞表面的一类能够直接识别结合病原微生物或宿主凋亡细胞表面某些共有的特定分子结构）的受体

- 病原相关分子模式（pathogen associated molecular pattern，PAMP）：是模式识别受体（PRR）识别结合的配体分子，主要是指病原微生物表面某些共有的高度保守的分子结构，也包括宿主凋亡细胞表面某些共有的特定分子结构

- 模式识别受体（Toll 样受体）介导的信号转导途径：人类 Toll 样受体（Toll-like receptor，TLR）家族成员现已确定的有 10 个（TLR1～10），分布于不同的免疫细胞表面。研究表明，不同的 TLR 有不同的信号转导途径，产生不同的生物学效应

2. 固有免疫细胞的应答特点

- 在感染部位趋化因子作用下，表面具有多种趋化因子受体的固有免疫细胞聚集到感染部位，并通过细胞表面 PRR 直接与病原微生物或宿主凋亡细胞表面相应配体分子（PAMP）结合而被激活

- 固有免疫细胞寿命较短，在对病原微生物的应答过程中不产生免疫记忆，通常也不会形成免疫耐受

三、固有免疫应答与适应性免疫应答的关系

1. 启动适应性免疫应答：固有免疫细胞在杀伤清除病原微生物等异物的同时，也启动了抗原加工和提呈的过程，并以抗原肽-MHC 复合物的形式表达于细胞表面，供 T 细胞识别，在第一、第二信号共同作用下，T 细胞被活化并启动特异性免疫应答。

2. 影响特异性免疫应答的类型：固有免疫细胞通过表面 PRR 对不同种类病原体的识别，可启动不同类型的适应性免疫应答。不同的固有免疫细胞通过表面 PRR 接受不同的配体分子（PAMP）刺激后，可产生不同的细胞因子。

3. 协助适应性免疫应答发挥免疫效应：抗体只有在固有免疫细胞（如吞噬细胞和 NK 细胞）和固有免疫分子（如补体）参与下，通过调理吞噬、ADCC 等机制，才能有效杀伤清除病原体等异物。

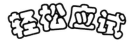

一、名词解释

1. 固有免疫（innate immunity）

2. 模式识别受体

3. 病原相关分子模式

4. 自然杀伤细胞（NK 细胞）

5. 树突状细胞（DC）

6. γδ T 细胞

7. Toll 样受体（TLR）

8. 杀伤细胞免疫球蛋白样受体

9. 杀伤细胞凝集素样受体

二、选择题

1. 巨噬细胞在免疫反应中所起的作用包括
   A. 吞噬、消化抗原
   B. 将抗原肽与 MHC 分子结合成复合物
   C. 将抗原肽最适提呈给 T 细胞
   D. 释放细胞因子、增加 MHC Ⅱ 类分子的产生
   E. 上述全部

2. 提呈抗原信息给 CD4$^+$ T 细胞的抗原提呈细胞是
   A. B 淋巴细胞
   B. 活化的 T 细胞
   C. 巨噬细胞
   D. 树突状细胞
   E. 以上均可以

3. 巨噬细胞**不具备**的一项功能是
   A. 吞噬作用
   B. 胞饮作用
   C. 抗原特异受体介导的胞吞作用
   D. Fc 受体介导的胞吞作用
   E. 补体受体介导的胞吞作用

4. 胞吞作用包括的方式有
   A. 吞噬作用
   B. 胞饮作用
   C. 受体介导的胞吞作用
   D. 以上三种均包括
   E. 以上三种均不对

5. 与树突状细胞**无关**的一项是
   A. 可与单核、粒细胞有共同的祖细胞
   B. 可与 T 细胞、NK 细胞有共同的祖细胞

C. 广泛分布于全身各脏器
D. 外周血、脾含量很少
E. 膜表面表达特异的抗原识别受体

6. 成熟 DC 提呈抗原能力强与其高表达下列哪种分子有关
   A. MHC Ⅱ 类分子
   B. CD80 和 CD86
   C. ICAM-1
   D. CD40
   E. DEC-205

7. 模式识别受体的主要作用是
   A. 激活补体
   B. 特异性识别抗原信号
   C. 提供协同刺激信号
   D. 识别微生物的危险信号
   E. 调理吞噬作用

8. NK 细胞表面具有鉴别意义的标志是
   A. CD5$^+$、CD11$^+$、mIgM$^+$
   B. CD1a$^+$、CD11c$^+$、CD83$^+$
   C. CD3、CD56$^+$、CD16$^+$
   D. CD5、CD11$^+$、mIgM$^+$/D$^+$
   E. CD3、CD34$^+$、CD117$^+$

9. γδ T 细胞可直接识别的抗原是
   A. 表达于细胞表面的 MHC Ⅰ 类分子
   B. 表达于感染细胞表面的热休克蛋白
   C. 表达于巨噬细胞表面的抗原肽-MHC 分子复合物
   D. 革兰阴性菌表面共有的多糖抗原
   E. 某些变性的自身抗原

三、问答题

1. 简述固有免疫应答的组织屏障及其作用。
2. 简述固有免疫应答的作用时相及其主要作用。
3. 简述固有免疫细胞的种类及其功能。
4. 简述固有免疫分子的种类及其功能。
5. 简述固有免疫应答和适应性免疫应答的主要特点和相互关系。

选择题答案

1. E　　2. E　　3. C　　4. C　　5. E　　6. B　　7. D　　8. C　　9. B

第十五章 免疫耐受

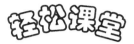

免疫耐受（immunological tolerance）：是指对抗原特异应答的 T 细胞与 B 细胞，在抗原刺激下，不能被激活产生特异免疫效应细胞，从而不能执行正免疫应答效应的现象。在生理条件下，机体免疫系统对外来抗原进行"免疫正应答"以清除病原，对体内组织细胞表达的自身抗原，却表现为"免疫不应答"或"免疫负应答"，不引起自身免疫病。免疫耐受具有免疫特异性，即只对特定的抗原不应答，对不引起耐受的抗原，仍能进行良好的免疫应答。

对自身抗原的耐受可避免发生自身免疫病；与此同时，免疫系统对外来抗原或内源新生抗原应答，执行抗感染、抗肿瘤的防卫功能，显示为免疫应答与免疫耐受的平衡，即"阴"与"阳"的平衡，保持免疫系统的自身（内环境）稳定（homeostasis）。

第一节 免疫耐受的形成及表现

一、胚胎期及新生期接触抗原所致的免疫耐受

1. 胚胎期嵌合体形成中的耐受：胚胎期接触同种异型抗原所致免疫耐受的现象。

2. 在胚胎期人工诱导的免疫耐受：胚胎发育期，不成熟的自身免疫应答细胞接触自身抗原后，会被克隆清除，形成对自身抗原的耐受。

二、后天接触抗原导致的免疫耐受

抗原因素与免疫耐受 {

抗原剂量：可溶性抗原以高剂量或低剂量反复静脉注射能在 4～5 天内造成免疫耐受

抗原类型：非聚合物、右旋多肽容易诱导耐受

抗原免疫途径：口服抗原，产生分泌型 IgA，形成局部黏膜免疫，但却导致全身的免疫耐受，称为"耐受分离"（split tolerance）；静脉注射可溶性抗原，可诱导耐受。抗原经皮内或皮下免疫，可引起免疫应答

抗原表位特点：以鸡卵溶菌酶（HEL）蛋白免疫 H-2^b 小鼠，致免疫耐受
}

第二节 免疫耐受的机制

免疫耐受 {

中枢免疫耐受（central tolerance）：是指在胚胎期及出生后 T 细胞与 B 细胞发育的过程中，遇到自身抗原所形成的耐受

外周免疫耐受（peripheral tolerance）：成熟的 T 细胞及 B 细胞，遇内源性或外源性抗原，不产生正免疫应答
}

一、中枢免疫耐受

T 细胞在胸腺微环境中发育，至表达功能性抗原识别受体（TCR-CD3）阶段，TCR 与微环境基质细胞表面表达的自身抗原肽-MHC 分子复合物呈高亲合力结合，引发阴性选择，启动细胞程序性死亡，致克隆消除。

B 细胞发育到不成熟 B 细胞阶段，其细胞表达 mIgM-Igα/Igβ BCR 复合物，当它们在骨髓中与自身抗原呈高亲合力结合时，亦被克隆消除。

二、外周免疫耐受

诱导外周 T 细胞及 B 细胞发生免疫耐受的抗原 $\begin{cases} \text{自身抗原} \\ \text{非自身抗原} \end{cases}$

（一）克隆清除及免疫忽视

克隆清除（deletion）：如果 T 细胞克隆的 TCR 对组织特异自身抗原具有高亲和力，且这种组织特异自身抗原浓度高，则经抗原提呈细胞（APC）提呈，致此类 T 细胞克隆清除。

免疫忽视（immunological ignorance）：如果 T 细胞克隆的 TCR 对组织特异自身抗原的亲和力低，或这类自身抗原浓度很低，经 APC 提呈，不足以活化相应的初始 T 细胞，这种自身应答 T 细胞克隆与相应组织特异抗原并存，在正常情况下，不引起自身免疫病的发生，称为免疫忽视。

（二）克隆无能及不活化

克隆无能（clonal anergy）：或称不活化（inactivation），最常见者是由不成熟树突状细胞（iDC）提呈的自身抗原，虽经 TCR-CD3 活化，产生第 1 信号，但 iDC 不充分表达 B7 及 MHC Ⅱ 类分子，且不能产生 IL-12，不能产生第 2 信号，T 细胞不能充分活化，呈克隆无能状态。

（三）免疫调节（抑制）细胞的作用

抑制性（suppressor）T 细胞经产生 TGF-β，抑制 Th1 及 CTL 的功能。

（四）细胞因子的作用

IL-10 等细胞因子具有抑制免疫细胞增殖和促进免疫细胞凋亡的作用，可以发挥免疫调节作用。

（五）信号转导障碍与免疫耐受

在免疫细胞的活化过程中，活化信号经信号转导途径最终活化转录因子，启动相应基因，使细胞增殖并分化，表达相应的效应。这个过程可以受负信号分子的反馈调控。如果这些负调控分子表达不足或缺陷，就会打破免疫耐受，导致自身免疫性疾病的发生。

（六）免疫隔离部位的抗原在生理条件下不致免疫应答

晶状体及睾丸组织等部位平时与免疫系统的成分不接触，是免疫隔离部位，机体免疫系统对这些部位的抗原不能进行识别。只有在外伤等状态下，这些部位的抗原被释放，才可以激活免疫系统产生相应的免疫应答。

第三节 免疫耐受与临床医学

　　建立免疫耐受，可从抑制特异免疫应答及拮抗免疫原两方面入手。建立耐受，可使移植物存活；恢复对自身抗原耐受，可治疗自身免疫病。

建立免疫耐受 $\begin{cases}\text{口服免疫原，建立全身免疫耐受}\\\text{静脉注射抗原，建立全身免疫耐受}\\\text{移植骨髓及胸腺，建立或恢复免疫耐受}\\\text{脱敏治疗，防止 IgE 型 Ab 产生}\\\text{防止感染}\\\text{诱导产生具有特异拮抗作用的调节性细胞}\\\text{自身抗原肽拮抗剂的使用}\end{cases}$

　　打破免疫耐受，恢复免疫应答，在抗感染、抗肿瘤免疫中有重要作用。

打破免疫耐受 $\begin{cases}\text{免疫原及免疫应答分子用于肿瘤患者的治疗}\\\text{细胞因子及其抗体的合理使用}\\\text{多重抗感染措施，防止病原体产生抗原拮抗分子}\end{cases}$

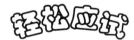

一、名词解释

1. 免疫耐受（immunological tolerance）

2. 克隆清除（deletion）

3. 免疫忽视（immunological ignorance）

4. 克隆无能（clonal anergy）

5. 耐受原（tolerogen）

6. 免疫抑制（immunosuppression）

二、选择题

1. 口服免疫原最**不可能**建立的是
   - A. 胃肠黏膜局部免疫耐受
   - B. 全身免疫耐受
   - C. 中枢免疫耐受
   - D. 外周 B 细胞免疫耐受
   - E. 外周 T 细胞免疫耐受

2. T 细胞形成耐受性
   - A. 需要高剂量 TI 抗原诱导
   - B. 需要低剂量 TI 抗原诱导
   - C. 所需时间较长
   - D. 抗原剂量无关
   - E. 持续的时间较长（数月至数年）

3. 抑制性 T 细胞控制体液免疫应答的主要表现为
   - A. 抑制 CD4$^+$ 细胞的活性

   - B. 抑制 IL-1 释放
   - C. 抑制 B 细胞增殖
   - D. 封闭 IL-2 受体
   - E. 经细胞毒作用

4. 关于免疫耐受的叙述，哪项是**错误**的
   - A. 免疫耐受也是一种免疫应答
   - B. 不同的抗原剂量可分别引起低、高带耐受
   - C. 小分子可溶性抗原较易诱导免疫耐受
   - D. 免疫耐受包括中枢耐受和外周耐受
   - E. 免疫耐受的发生是免疫系统受到了损伤而引起

5. 属于抑制性细胞因子的有
   - A. IL-1
   - B. IL-6
   - C. IL-10

D. IL-12

E. IL-2

6. 诱导免疫耐受的方法有
   A. 切除成年动物的胸腺
   B. 切除成年动物的脾
   C. 注射佐剂
   D. 注射极大量抗原
   E. 注射有丝分裂素和抗原

7. 最容易被诱导免疫耐受的细胞是
   A. B 细胞
   B. 巨噬细胞
   C. 单核细胞
   D. T 细胞
   E. NK 细胞

8. 形成低带耐受的细胞是
   A. B 细胞
   B. T 细胞
   C. T 细胞和 B 细胞
   D. 单核细胞
   E. 所有上述细胞

9. 形成高带耐受的细胞是
   A. B 细胞
   B. T 细胞
   C. T 细胞和 B 细胞
   D. 单核细胞
   E. 所有上述因素

10. 下列哪一项**不利于**对自身抗原形成耐受
   A. 持续性暴露于低剂量抗原
   B. 具有合适的 Ts 细胞的活性
   C. 口服自身抗原
   D. 胸腺中正常的阴性选择

E. 自身抗原与微生物交叉反应

11. 下列哪项对抗体产生**不具有**负反馈作用
   A. 抗原清除
   B. 抗原抗体复合物形成
   C. 抗独特型抗体作用
   D. 树突状细胞表达大量 C3b 受体
   E. 以上都不正确

12. 下列哪项**不是**免疫细胞抑制性受体
   A. CTLA-4
   B. FcγRⅡ-B
   C. TCR
   D. CD94/NKG2
   E. 以上都不正确

13. 建立免疫耐受包括
   A. 口服免疫原
   B. 静脉注射抗原
   C. 皮下多次注射小剂量抗原
   D. 自身抗原拮抗剂的使用
   E. 以上均可

14. 下列内分泌因子中下调免疫应答的有
   A. 雌激素
   B. 抗利尿激素
   C. 皮质类固醇
   D. 胰岛素
   E. 甲状腺素

15. 属于免疫隔离部位的有
   A. 甲状腺
   B. 胰腺
   C. 小肠
   D. 肺
   E. 脑

三、问答题

1. 简述免疫耐受的特点及其生物学作用。
2. 简述免疫耐受形成的主要机制。
3. 简述免疫耐受与临床医学的关系。
4. 简述调节免疫耐受的措施及难度。

选择题答案

1. C 2. E 3. A 4. E 5. C 6. D 7. D 8. B 9. C 10. E
11. D 12. C 13. E 14. C 15. E

第十六章　免疫调节

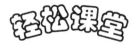

免疫调节（immunologic regulation）是指在免疫应答过程中，免疫系统内部各种免疫细胞和免疫分子通过相互促进、相互制约而使机体对抗原刺激产生最适当免疫应答的复杂生理过程。免疫系统具有感知自身应答强度并实施调节的能力。免疫调节是机体本身对免疫应答过程作出的生理性反馈。

第一节　免疫调节是免疫系统本身具有的能力

$$
\text{免疫调节}\begin{cases}
\text{感知：对应答的感知是启动调节的前提}\\
\text{应答：负调节是免疫调节的主流}\\
\text{干预：对免疫应答实施干预和变更调节的途径}\\
\text{疾病：免疫调节失调可引起全身或局部免疫异常，导致疾病}
\end{cases}
$$

第二节　固有免疫应答的调节

一、炎症因子分泌的反馈调节

Toll 样受体（TLR）活化可引起炎症因子分泌，以清除病原体。但是，过量炎症介质的产生和作用，可引起局部和全身性的炎症性疾病，如 LPS 引起的中毒性休克。

二、SOCS 蛋白调控细胞因子的分泌

Jak 家族蛋白酪氨酸激酶和转录因子 STAT 是细胞因子受体相关信号转导中普遍出现的信号，是细胞因子产生作用的主要途径。对 Jak-STAT 途径进行主要调控的成分为细胞因子信号转导抑制蛋白（suppressor of cytokine signaling，SOCs）。

三、补体调节蛋白对补体效应的调节

补体活化途径的调控，可以保证补体在启用调理作用、炎症反应和介导细胞毒性清除过程中，不会大量消耗，并避免对自身组织和细胞的损伤。

$$
\text{补体调节}\begin{cases}
\text{抑制 C1 的形成：C1INH}\\
\text{抑制补体转化酶的形成和促使其解离：DAF 和 I 因子}\\
\text{抑制膜攻击单位（MAC）的形成：CD59}
\end{cases}
$$

第三节 抑制性受体介导的免疫调节

一、免疫细胞激活信号转导的调控

信号转导中功能相反的分子：ITAM 和 ITIM

免疫细胞活化中两类功能相反的受体：激活性免疫受体和抑制性免疫受体

二、各种免疫细胞抑制性受体及其反馈调节

共刺激分子对 T 细胞的调节：CD28 与 CTLA-4

B 细胞的 $Fc\gamma R II$ 对体液免疫的调节

杀伤细胞抑制性受体对 NK 细胞的调节

其他免疫细胞的调节性受体：如肥大细胞的 $Fc\gamma R II B$

第四节 调节性 T 细胞参与免疫调节

完成分化的 T 细胞可分为效应性 T 细胞和调节性 T 细胞（Treg）。

一、自然调节性 T 细胞

在胸腺中发育成熟的具有调节作用的 T 细胞，以 $CD4^+ CD25^+$ 为代表，占 $CD4^+$ T 细胞的 5％～10％。具有抑制自身免疫病发生的作用，同时也参与肿瘤免疫和移植免疫耐受。

二、适应性调节 T 细胞

在外周受多种因素或抗原激发而产生的具有调节作用的 T 细胞，又称为诱导性调节性 T 细胞，可以来自初始 T 细胞，也可以来自自然调节性 T 细胞。如 Tr1 和 Th3 细胞。

三、Th1 和 Th2 的免疫调节作用

Th1 主要介导细胞免疫和炎症反应，抗病毒和抗胞内寄生菌感染，参与移植物排斥；Th2 主要涉及 B 细胞增殖、抗体产生和超敏反应。Th1 主要分泌 IFN-γ，Th2 主要分泌 IL-4。这两种细胞因子发挥作用时相互拮抗。因此，Th1 和 Th2 是功能上相互抑制的适应性调节 T 细胞。

第五节 抗独特型淋巴细胞克隆对特异性免疫应答的调节

一、抗独特型抗体和独特型网络

1974 年 Jerne 提出免疫网络学说（immune network thyory），认为体内有四组淋巴细胞以抗原受体独特型为中心构成免疫网络。

抗原反应细胞（antigen reactive cell，ARC）：通过表面抗原受体结合外来抗原表位而增生、分化并产生相应抗体分子，同时又可通过抗原受体 V 区独特型与具有相应识别受体的淋巴细胞发生作用，构成网络

独特型反应细胞（idiotype reactive cell）：即抗独特型细胞，能够识别 ARC 表面抗原受体 V 区独特型的受体，通过该种受体与相应 ARC 表面抗原受体 V 区独特型地结合而对 ARC 产生抑制作用，故又称为 ARC 抑制淋巴细胞。

ARC 激发淋巴细胞：表面抗原受体 V 区独特型与外来抗原（表位）相同，能被相应 ARC 识别而激活。Jerne 称此组淋巴细胞为内部影像（internal image）细胞。

非特异平行组（unspecific paraller set）细胞：其抗原受体与 ARC 不同，但有部分独特型却与之相同；能激活独特型反应细胞，间接抑制 ARC 的活性。

后三组淋巴细胞又可通过各自的独特型与另外三组细胞构成自己的网络。如此不断扩展，可在体内形成一个庞大的独特型网络反应体系。该反应体系对免疫应答的调控，最终可使接受外来抗原刺激而增生的淋巴细胞克隆受到抑制，从而使体内免疫应答达到动态平衡，处于相对稳定状态。

二、以独特型为核心的两种免疫调控格局

通过第二抗体 { 增强机体对特异性抗原的应答
抑制机体对特异性抗原的应答

第六节　其他形式的免疫调节

一、活化诱导的细胞死亡对效应功能的反馈调节

Fas 是一种普遍表达的受体分子，可以出现在包括淋巴细胞在内的多种细胞表面。Fas 的配体 FasL 的大量表达通常只见于活化的 T 细胞（特别是活化的 CTL）和 NK 细胞。已被激活的 CTL 往往能够最有效地以凋亡途径杀伤表达 Fas 分子的靶细胞，介导活化诱导的细胞死亡（activation induced cell death，AICD）。

二、免疫-内分泌-神经系统的相互作用和调节

机体是一个有机的整体。免疫系统行使功能时，可以与其他系统的功能发生相互作用，其中最相关的是神经和内分泌系统。精神压力和内分泌失调均可影响机体的免疫功能与状态。

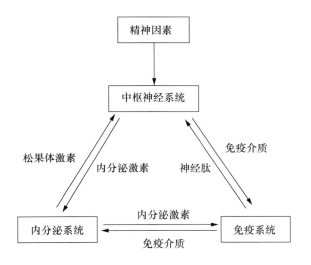

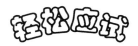

一、名词解释

1. 免疫调节
2. 调节性 T 细胞（Treg）
3. 抗独特型抗体
4. 独特型网络
5. 活化诱导的细胞死亡（AICD）

二、选择题

1. 抗体对 B 细胞的反馈抑制作用
   A. 与抗体的浓度无关
   B. 与抗体的类别无关
   C. 与抗体的特异性无关
   D. 与抗体激活补体的能力无关
   E. 与抗体的结构完整有关
2. 能使 B 细胞表面 BCR 与 FcγRⅡ交联的抗体是
   A. 抗 γ 链独特型 IgG 类抗体
   B. 抗 α 链独特型 IgG 类抗体
   C. 抗 μ 链独特型 IgG 类抗体
   D. 抗 μ 链独特型 IgM 类抗体
   E. 抗 γ 链独特型 IgM 类抗体

三、问答题

1. 为什么抑制性受体能在信号转导水平抑制免疫细胞的激活？
2. 简述抑制性 T 细胞的类型、功能及其临床意义。
3. 简述独特型网络和活化诱导的细胞死亡在调节特异性免疫应答中的作用。

选择题答案

1. E   2. C

第十七章 超敏反应

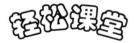

超敏反应（hypersensitivity）：机体受到某些抗原刺激时，出现生理功能紊乱或组织细胞损伤的异常适应性免疫应答，也常称为变态反应（allergy）。

超敏反应的类型 { Ⅰ型超敏反应：速发型超敏反应
Ⅱ型超敏反应：细胞毒型超敏反应
Ⅲ型超敏反应：免疫复合物型超敏反应
Ⅳ型超敏反应：迟发型超敏反应

第一节 Ⅰ型超敏反应

Ⅰ型超敏反应：又称过敏反应（anaphylaxis）。主要是由特异性 IgE 型抗体介导产生的局部或全身性超敏反应。

Ⅰ型超敏反应的特点 { 发生快，消退也快
常引起生理功能紊乱，但很少发生严重的组织损伤
具有个体差异和遗传倾向

一、主要成分

（一）变应原

变应原（allergens）：是指能够选择性诱导机体产生特异性 IgE 型抗体介导的适应性免疫应答，引起Ⅰ型超敏反应的抗原性物质。

种类 { 某些药物或化学物质——青霉素、磺胺、普鲁卡因、有机碘化合物
吸入性变应原——花粉颗粒、尘螨排泄物、真菌菌丝及孢子、昆虫毒液、动物皮毛
食源性变应原——蛋、奶、鱼虾、蟹贝等食物蛋白
某些酶类——尘螨中半胱氨酸蛋白、枯草菌溶素

（二）IgE 及其受体

IgE——变应素

IgE 受体 { FcεR Ⅰ
FcεR Ⅱ

（三）细胞成分

参与Ⅰ型超敏反应的细胞 { 肥大细胞和嗜碱性粒细胞——释放生物活性介质和细胞因子
嗜酸性粒细胞——释放生物活性介质

二、发生机制

Ⅰ型超敏反应发生的过程
致敏 { 变应原刺激机体产生 IgE
IgE 与肥大细胞表面的受体结合
细胞活化——再次接触变应原，IgE 交联
生物活性介质释放 { 预先形成的介质
新合成的介质
局部或全身Ⅰ型超敏反应的发生（效应阶段）

预先形成的介质
组胺——平滑肌收缩、血管通透性增强、血管扩张、趋化作用
激肽原酶——产生激肽 { 平滑肌收缩、支气管痉挛
血管通透性增强、血管扩张
嗜酸性细胞及中性粒细胞趋化作用

新合成的介质
白三烯（LTs）——平滑肌收缩、毛细血管扩张、通透性增强
前列腺素 D_2（PGD_2）——平滑肌收缩、血管扩张、通透性增强
PAF——促使血管活性胺类物质释放，增强Ⅰ型超敏反应
细胞因子——介导不同生物学效应

Ⅰ型超敏反应的效应
早期反应 { 平滑肌收缩、支气管痉挛
血管通透性增强、血管扩张
晚期反应：以各种粒细胞、巨噬细胞和 Th2 细胞浸润为主的炎症

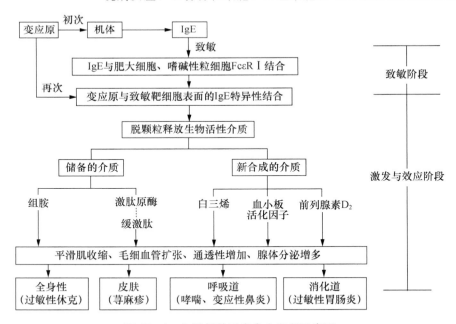

图 17-1 Ⅰ型超敏反应发生机制示意图

三、常见疾病

全身性过敏反应——过敏性休克 { 药物性——青霉素等引起
血清性——抗毒素等引起

局部过敏反应 {
　呼吸道——吸入花粉、尘螨、真菌和毛屑等引起
　消化道——食入蛋、奶、鱼虾、蟹贝等食物蛋白等引起
　皮肤——药物、食物、肠道寄生虫、冷热刺激等引起
}

四、防治原则

防治原则 {
　确定变应原，避免接触变应原
　脱敏疗法 {
　　小剂量、小间隔注射，解除肥大细胞的致敏状态
　　小剂量、长间隔注射，诱导 IgG 产生，阻断变应原与 IgE 结合
　}
　药物防治 {
　　抑制生物活性介质合成与释放——阿司匹林、色甘酸二钠、肾上腺素
　　生物活性介质拮抗剂：苯海拉明、氯苯那敏、异丙嗪
　　改善效应器官反应性：肾上腺素、葡萄糖酸钙、氯化钙、维生素 C
　}
　免疫新疗法
}

第二节　Ⅱ型超敏反应

一、发生机制

针对靶细胞表面抗原的抗体（主要是 IgG 和 IgM 类抗体），通过与补体和效应细胞（巨噬细胞、中性粒细胞和 NK 细胞）相互作用，杀伤靶细胞。正常组织细胞、改变的自身组织细胞和被抗原或抗原表位结合修饰的自身组织细胞，均可成为Ⅱ型超敏反应中被攻击杀伤的靶细胞。

二、临床常见疾病

主要包括新生儿溶血症、输血反应、自身免疫性溶血性贫血、药物过敏性血细胞减少症、肺出血-肾炎综合征和甲状腺功能亢进（Graves 病）等。

第三节　Ⅲ型超敏反应

一、发生机制

存在于血液循环中的可溶性抗原与相应的 IgG 或 IgM 类抗体结合，形成可溶性抗原-抗体复合物（即免疫复合物）。在某些情况下，可溶性免疫复合物不能被有效清除，沉积于毛细血管基底膜，通过激活补体和中性粒细胞及血小板等成分引起炎症反应和组织损伤。

二、临床常见疾病

主要包括局部免疫复合物病（Arthus 反应和类 Arthus 反应）以及全身性免疫复合物病（如血清病和链球菌感染后肾小球肾炎等）。

第四节　Ⅳ型超敏反应

一、发生机制

胞内寄生菌、病毒、寄生虫和化学物质等抗原经抗原提呈细胞（APC）摄取、加工处理成抗

原肽-MHC 分子复合物，活化抗原特异性 T 细胞（主要为 CD4$^+$ Th1 细胞，但也有 CD8$^+$ CTL 的参与），释放多种细胞因子，使巨噬细胞数量增加；趋化单个核细胞到达抗原部位；促进巨噬细胞和淋巴细胞至抗原存在部位聚集，可直接对靶细胞及其周围组织细胞产生细胞毒作用，引起组织损伤；活化的巨噬细胞进一步释放前炎症细胞因子加重炎症反应。效应 CD8$^+$ CTL 细胞与特异性抗原结合被活化后，通过释放穿孔素和颗粒酶等介质，使靶细胞溶解或凋亡；或通过其表面表达的 FasL 与靶细胞表面表达的 Fas 结合，导致靶细胞发生凋亡。

二、临床常见疾病

主要包括感染性迟发型超敏反应（如结核分枝杆菌感染）和接触性皮炎等疾病。

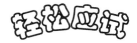

一、名词解释

1. 超敏反应（hypersensitivity）
2. 变态反应
3. Ⅰ型超敏反应
4. 过敏反应（anaphylaxis）
5. 变应原（allergens）
6. 变应素（allergins）
7. Arthus 反应
8. 血清病
9. 类风湿因子（rheumatoid factor，RF）
10. Ⅳ型超敏反应/迟发型超敏反应

二、选择题

1. 在Ⅰ型超敏反应中具有重要负反馈调节作用的细胞是
   A. 中性粒细胞
   B. 嗜碱性粒细胞
   C. 嗜酸性粒细胞
   D. 吞噬细胞
   E. 肥大细胞

2. 预防Ⅰ型超敏反应最直接、最理想的方法是
   A. 减敏疗法
   B. 检出变应原避免接触
   C. 激素治疗
   D. 抗组胺药物
   E. 给予修饰后抗原

3. 介导Ⅰ型超敏反应发生的 Ig 是
   A. IgA
   B. IgD
   C. IgE
   D. IgG
   E. IgM

4. 表面具有高亲和性 IgE Fc 受体的细胞是
   A. NK 细胞
   B. 肥大细胞
   C. 巨噬细胞
   D. 内皮细胞
   E. 血小板

5. 以下均是Ⅰ型超敏反应的特点，**除了**
   A. 反应发生快，消退亦快
   B. 介导反应的抗体为 IgE
   C. 补体不参与
   D. 以出现功能紊乱为主，通常无严重组织细胞损伤
   E. 有明显的个体差异和遗传背景

6. 一位患囊肿性纤维化的 13 岁男孩因反复发作性肺炎多次住院治疗。既往接受抗生素治疗时，曾经迅速出现严重的皮疹、发热和全身过敏反应。青霉烯酰聚赖氨酸皮试阳性。下列哪一型超敏反应与这个临床情景最相关
   A. Ⅰ型

B. Ⅱ型

C. Ⅲ型

D. Ⅳ型

E. 以上都不对

7. 一位 7 岁的女孩在露营时的灌木丛中玩耍后，手臂和腿上出现了强烈的瘙痒和水疱。下列疾病和超敏反应的机制中可以解释这个现象的是

A. 接触性皮炎和Ⅱ型超敏反应

B. 接触性皮炎和Ⅲ型超敏反应

C. 接触性皮炎和Ⅳ型超敏反应

D. Arthus 反应和Ⅰ型超敏反应

E. Arthus 反应和Ⅱ型超敏反应

8. 皮肤试验可以用于下列哪种超敏反应的诊断

A. Ⅰ和Ⅱ

B. Ⅱ和Ⅲ

C. Ⅰ和Ⅳ

D. Ⅱ、Ⅲ和Ⅳ

E. Ⅱ和Ⅲ

9. Rh 溶血症和 Goodpasture 综合征（肺出血-肾炎综合征）的发生最可能是因为

A. Ⅰ和Ⅱ型超敏反应

B. Ⅱ和Ⅲ型超敏反应

C. Ⅱ和Ⅳ型超敏反应

D. 只有Ⅱ型超敏反应

E. 只有Ⅲ型超敏反应

10. 一位 28 岁的女士在穿过一片原野时被蜜蜂蜇伤。在 10 分钟内，发生了哮喘样症状。这种超敏反应发生的过程，按先后顺序应该是

A. 变应原，生物活性介质；致敏；变应原，IgE，症状

B. 变应原，IgE，致敏；变应原，生物活性介质；症状

C. 变应原，致敏；IgE，变应原，生物活性介质；症状

D. 致敏；变应原，生物活性介质；变应原，IgE，症状

E. 致敏；IgE，变应原；症状，变应原，生物活性介质

11. 一位 35 岁男性患者出现多处皮下出血。病史和查体表明，他上周曾经服用过 sedormid（一种镇痛剂）。试验室检查显示：血红蛋白和白细胞水平正常，但凝血细胞减少（血小板计数很低）。怀疑他发生了药物引起的Ⅱ型超敏反应。这个反应的发生是因为药物

A. 激活了 CTL

B. 发挥半抗原作用

C. 导致肥大细胞脱颗粒，释放组胺、白三烯和前列腺素等生物活性介质

D. 通过呼吸爆发产生氧自由基

E. 在巨噬细胞中持续存在

三、问答题

1. 简述Ⅰ型超敏反应发生的机制及其防治原则。

2. 试述青霉素引起过敏反应发生的过程及其急救方法。

3. 试述新生儿溶血症的发生机制和预防措施。

4. 注射破伤风抗毒素可引起什么类型的超敏反应？

5. 以结核分枝杆菌感染为例，试述Ⅳ型超敏反应的发生机制与其他三型有何不同。

6. 列表比较各型超敏反应的参与成分、组织损伤特点及常见临床疾病。

选择题答案

1. C　　2. B　　3. C　　4. B　　5. C　　6. A　　7. C　　8. C　　9. D　　10. C

11. B

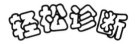

病例摘要

女，49岁，2003年12月5日10：30因咽喉部疼痛，在单位卫生所做青霉素变态反应试验。约1min患者自觉恶心、头晕、窒息感，继之昏迷，面部发绀。立即给予肾上腺素0.5mg肌注，于上午10：40入某院急诊室。患者意识不清，血压、脉搏测不到，呼吸浅表，心音弱，体温38.6℃，面部及周身满布粟粒大小的红色丘疹，皮肤呈花斑状，周身战栗，四肢湿冷，末端发绀。立即给吸氧，再注射肾上腺素1mg、异丙嗪50mg，开2组静脉通道。一组为10％葡萄糖溶液500ml、地塞米松20mg、间羟胺40mg。另一组为低分子右旋糖酐500ml，加维生素C 5g。因呼吸浅表给尼可刹米1.5g加入10％葡萄糖液100ml静点，并以热水袋保温。12：00脉搏105次/分，血压17.29/11.97kPa，呼吸24次/分，意识清楚，周身战栗消失，四肢转温。全身皮肤红色小丘疹次日消退，病愈出院。［选自：现代中西医结合杂志，2008，17（6）：877-878］。

病例讨论：

1. 病例特点：①明确的青霉素用药史。②具有过敏性休克的临床表现：呼吸困难、窒息感、发绀、面色苍白、四肢厥冷、脉弱、血压下降、皮肤呈花斑状、面部及周身满布粟粒大小的红色丘疹。③起病急，病情危重，但经及时抢救，很快康复且无后遗症。

2. 鉴别诊断：应与系统性红斑狼疮等自身免疫性疾病，以及其他类型的超敏反应进行鉴别。

3. 处理原则：

（1）肾上腺素：立即收缩血管，减少血浆外渗，阻止致敏原引起的组织胺释放。

（2）呼吸中枢兴奋剂及吸氧：呼吸异常，特别是在发生呼吸停止时，应保证呼吸道通畅，立即进行口对口人工呼吸。必要时可进行气管插管，人工辅助呼吸器吸氧，同时可静注呼吸中枢兴奋剂。

（3）肾上腺皮质激素：可增加肾上腺素的作用，在高浓度时可阻止环磷腺苷的分解，有阻断变态反应的功能。成人可用琥珀酸氢化可的松200mg，或地塞米松10～20mg静点。

（4）补液：可扩充血容量，尤其对肾上腺素疗效不佳者快速补充血容量更为重要。可选用低分子右旋糖酐、10％葡萄糖液，加入大剂量维生素C，也可加入抗生素、升压药物等同时静点，每日液体总量为2500～3000ml。

（5）血管活性药：过敏性休克为高排低阻性休克，所以应用缩血管活性药物，扩、缩血管活性药物混用疗效更好。

（6）其他对症治疗：纠正酸中毒可用5％碳酸氢钠，强心可用毛花苷C或毒毛花苷K等，心脏停搏者行体外心脏按压及心脏复苏，抑制脑水肿的形成可选用阿片受体拮抗剂纳洛酮。

第十八章 自身免疫病

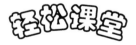

第一节 自身免疫病诱发因素与机制

一、抗原因素

1. 免疫隔离部位（immunologically privileged sites）抗原的释放

眼外伤释放的眼内容抗原性物质→机体产生自身抗体→可启动对正常侧眼睛的免疫攻击→自身免疫性交感性眼炎

2. 自身抗原发生改变

类风湿因子（rheumatoid factor，RF）＋自身变性 IgG→免疫复合物→包括关节炎在内的多种疾病

3. 微生物感染
　　分子模拟　　柯萨奇病毒→糖尿病
　　　　　　　　感染链球菌→急性肾小球肾炎和风湿性心脏病
　　　　　　　　肺炎衣原体→冠状血管疾病
　　　　　　　　EB 病毒感染→多发性硬化症
　　免疫隔离部位释放抗原：微生物感染→炎症损伤→免疫隔离部位的抗原释放→自身免疫性疾病
　　多克隆激活：非感染性炎症→多克隆激活自身反应性 T 淋巴细胞，引起自身免疫性疾病（心肌缺血坏死→心肌炎）

4. 表位扩展

优势表位（dominant epitope）：初始接触免疫细胞时→免疫应答的表位
隐蔽表位（cryptic epitope）：后续免疫应答中→免疫应答的表位

针对某一病原体的优势表位发生的免疫应答在很多情况下不足以清除该病原体。机体的免疫系统在对该病原体进行持续性免疫应答的过程中，对该病原体抗原表位的数目产生免疫应答者不断增加，这种现象称为**表位扩展（epitope spreading）**。

在自身免疫性疾病的进程中，机体的免疫系统不断扩大所识别的自身抗原表位的范围，因而使自身抗原不断受到新的免疫攻击，使疾病迁延不愈并不断加重。

系统性红斑狼疮
类风湿关节炎　　　→表位扩展的现象
多发性硬化
胰岛素依赖型糖尿病

二、免疫系统方面的因素

1. 免疫忽视

免疫忽视（immunological ignorance）是指对低水平自身抗原不发生自身反应性免疫应答的现象。

2．遗传

HLA Ⅱ类分子 {
DR3：与重症肌无力、系统性红斑狼疮、胰岛素依赖型糖尿病、突眼性甲状腺肿有关
DR4：与类风湿关节炎、寻常型天疱疮、胰岛素依赖型糖尿病有关
B27：与强直性脊柱炎、急性前部葡萄膜炎有关
DR2：与肺出血肾炎综合征、多发性硬化有关
DR5：与桥本甲状腺炎有关
}

非 MHC 基因 {
补体成分 C1q 和（或）C4 基因缺陷→
DNA 酶基因缺陷→
血清淀粉样蛋白（serum amyloid protein，SAP）基因缺陷→
} 系统性红斑狼疮

Fas（CD95）/FasL（CD95 配体）基因缺陷→自身反应性淋巴细胞凋亡机制受损→自身免疫性疾病
CTLA-4 等位基因编码的 CTLA-4 的活性↓→糖尿病、甲状腺疾病和原发性胆管硬化

第二节　自身免疫病的病理损伤机制

自身抗体和（或）自身反应性 T 淋巴细胞介导的对自身成分发生的获得性免疫应答是自身免疫性疾病发生的原因。自身免疫性疾病本质上是由自身抗体、自身反应性 T 淋巴细胞或二者共同引起的针对自身抗原的超敏反应性疾病。

一、自身抗体引起的自身免疫性疾病

1．自身抗体引起的细胞破坏性疾病 {
自身免疫性溶血性贫血：抗红细胞表面抗原的自身抗体（IgG 或 IgM）→自身免疫性溶血性贫血
溶血性贫血：药物和 Rh 血型不合→溶血性贫血
自身免疫性血小板减少性紫癜：抗血小板表面成分抗体→自身免疫性血小板减少性紫癜→凝血障碍
自身免疫性中性粒细胞减少症：抗中性粒细胞抗体→自身免疫性中性粒细胞减少症→易感染化脓菌
}

2．细胞表面受体自身抗体引起的疾病 {
突眼性甲状腺肿：促甲状腺激素受体的自身抗体（IgG）→血清中促甲状腺激素受体（TSHR）→甲状腺细胞→甲状腺素↑→突眼性甲状腺肿→甲状腺功能亢进的症状
低血糖症：胰岛素受体激动剂样自身抗体＋胰岛细胞胰岛素受体→胰岛素↑→低血糖症
重症肌无力：乙酰胆碱受体自身抗体 ＋ 神经肌肉接头处乙酰胆碱受体→肌肉细胞对运动神经元释放的乙酰胆碱的反应性↓↓↓ → 重症肌无力（MG）
糖尿病：胰岛素受体拮抗剂样自身抗体＋胰岛素受体→抑制其和胰岛素结合→糖尿病→高血糖和酮症酸中毒
}

3．细胞外成分自身抗体引起的疾病：肺出血肾炎综合征（Goodpasture's syndrome）：抗基底膜Ⅳ型胶原自身抗体＋肺和肾的基底膜→肾小球基底膜受损→肾炎→肺出血（吸烟者）→肺出血肾炎综合征。

4．自身抗体-免疫复合物引起的疾病：系统性红斑狼疮（SLE）：自身抗核 IgG 类抗体＋自身细胞核抗原物质→Ag-Ab 免疫复合物→沉积在皮肤、肾小球、关节、脑等器官的小血管壁→

激活补体→细胞损伤→释放核抗原物质→自身抗核 IgG 类抗体↑↑↑→免疫复合物↑↑↑→细胞损伤↑↑↑→多器官、多系统病变→广泛而严重的小血管的炎症性损伤，发生在重要器官（如肾、脑等）的严重损伤→危及患者的生命。

二、自身反应性 T 淋巴细胞引起的自身免疫性疾病

胰岛素依赖型糖尿病（IDDM）：
自身反应性 T 淋巴细胞→持续杀伤胰岛 B 细胞→胰岛素分泌↓↓↓→IDDM
实验性变态反应性脑脊髓炎（EAE）：
髓鞘碱性蛋白（MBP）特异性 Th1 细胞→EAE

三、自身抗体和自身反应性 T 淋巴细胞共同作用的自身免疫性疾病

重症肌无力（MG）：
乙酰胆碱受体的自身抗体
乙酰胆碱受体自身反应性 T 淋巴细胞 }神经肌肉接头处→MG

第三节　自身免疫病的分类和基本特征

自身免疫（autoimmunity）是机体免疫系统对自身成分发生免疫应答的能力，存在于所有的个体，在通常情况下不对机体产生伤害。自身免疫性疾病（autoimmune disease）是机体对自身成分发生免疫应答而导致的疾病状态。

特点 {
　可检测到 { 自身抗体（autoimmune antibody）
　　　　　　自身反应性 T 淋巴细胞（autoreactive T lymphocytes）
　造成损伤或功能障碍 { 自身抗体
　　　　　　　　　　　自身反应性 T 淋巴细胞 } 介导对自身细胞或组织成分的获得性免疫应答
　病情的转归与自身免疫反应强度密切相关
　反复发作，慢性迁延
}

分类 {
　器官特异性自身免疫性疾病 { 桥本甲状腺炎
　　　　　　　　　　　　　　突眼性甲状腺肿
　　　　　　　　　　　　　　胰岛素依赖型糖尿病
　全身性自身免疫性疾病：系统性红斑狼疮
}

第四节　自身免疫病的防治原则

{
预防和控制微生物感染 { 疫苗
　　　　　　　　　　　抗菌素 }→控制微生物感染→自身免疫性疾病发生率↓↓↓

应用免疫抑制剂 { 环孢素 A
　　　　　　　　FK506 }→抑制激活 IL-2 基因的信号转导通路→抑制 T 细胞的分化和增殖

应用细胞因子抗体：TNF 单克隆抗体（infliximab）→ 类风湿关节炎（有明确的疗效，已成为商品化的药物）

应用细胞因子受体阻断剂 { 可溶性 TNF 受体-IgG1Fc 融合蛋白（etanercept）
　　　　　　　　　　　　IL-1 受体拮抗蛋白 } 类风湿关节炎（有明确的疗效）
}

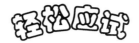

一、名词解释

1. 自身免疫（autoimmunity）
2. 自身免疫性疾病（autoimmune disease）
3. 类风湿因子（rheumatoid factor，RF）
4. 表位扩展（epitope spreading）
5. 免疫忽视（immunological ignorance）
6. 分子模拟（molecular mimicry）

二、选择题

1. 下列哪些疾病**不属于**自身免疫性疾病
   A. SLE
   B. 溃疡性结肠炎
   C. 类风湿关节炎
   D. 荨麻疹
   E. 重症肌无力
2. **不属于**器官特异性自身免疫病的是
   A. 慢性甲状腺炎
   B. 恶性贫血
   C. 重症肌无力
   D. 特发性血小板减少性紫癜
   E. 类风湿关节炎
3. 长期应用糖皮质激素治疗，停药时应注意
   A. 检查病人血细胞
   B. 了解胃黏膜有无损伤
   C. 补充蛋白质
   D. 服用抗糖皮质激素药物
   E. 逐次减量停药
4. 急进性肾小球肾炎Ⅰ型患者血液浓度常升高的抗体是
   A. 抗肾小球基底膜抗体
   B. 抗核抗体
   C. 抗双链 DNA 抗体
   D. 抗中性粒细胞胞浆抗体
   E. 抗平滑肌抗体

三、问答题

1. 自身免疫病的免疫损伤机制及典型疾病有哪些？
2. 自身免疫性疾病的致病相关因素是什么？
3. 自身免疫性疾病的治疗方法有哪些？

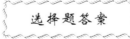

选择题答案

1. D　　2. E　　3. E　　4. A

第十九章 免疫缺陷病

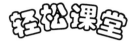

免疫缺陷病（immunodeficiency disease，IDD）是免疫系统先天发育不全或后天损害而使免疫细胞的发育、分化、增殖和代谢异常，并导致免疫功能障碍所引起的临床综合征。

分类
- 按病因
  - 原发性免疫缺陷病（primary immunodeficiency disease，PIDD）
  - 获得性免疫缺陷病（acquired immunodeficiency disease，AIDD）
- 根据主要累及的免疫系统成分
  - 体液免疫缺陷
  - 细胞免疫缺陷
  - 联合免疫缺陷
  - 吞噬细胞缺陷
  - 补体缺陷

第一节 原发性免疫缺陷病

原发性免疫缺陷病又称为先天性免疫缺陷病（congenital immunodeficiency disease，CIDD），是由于免疫系统遗传基因异常或先天性免疫系统发育障碍而致免疫功能不全引起的疾病。

分类（根据所累及的免疫细胞或免疫分子）
- 特异性免疫缺陷
  - B 细胞
  - T 细胞缺陷
  - 联合免疫缺陷
- 非特异性免疫缺陷
  - 补体缺陷
  - 吞噬细胞缺陷

一、原发性 B 细胞缺陷

原发性 B 细胞缺陷
- B 细胞先天性发育不全
- B 细胞不能接受 T 细胞传递的信号
→Ab 产生↓→疾病

特征
- Ig 水平↓或缺失
- 外周血
  - B 细胞↓或缺失
  - T 细胞数目正常

临床表现为反复化脓性感染及对某些病毒（如脊髓灰质炎病毒）的易感性增加。

- X 连锁无丙种球蛋白血症（XLA），又称 Bruton 病，为 X 性连锁隐性遗传
- 选择性 IgA 缺陷，为常染色体显性或隐性遗传
- X 连锁高 IgM 综合征，罕见的免疫球蛋白缺陷病，为 X 连锁隐性遗传

二、原发性 T 细胞缺陷

原发性 T 细胞缺陷 → T 细胞 { 发育 / 分化 / 功能障碍 } → 缺乏效应 T 细胞 → { 单核 / 巨噬细胞 / B 细胞 } 功能障碍 → 常伴有体液免疫缺陷 → 原发性 T 细胞遗传性缺陷病

1. DiGeorge 综合征，又称先天性胸腺发育不全（CTH）。
2. T 细胞活化和功能缺陷。

三、原发性联合免疫缺陷

联合免疫缺陷病（combined immunodeficiency disease，CID）是一类因 T、B 细胞均出现发育障碍或缺乏细胞间相互作用所致的疾病，多见于新生儿和婴幼儿。

重症联合免疫缺陷病（SCID） { X 连锁重症联合免疫缺陷病（XSCID） / 常染色体隐性遗传重症联合免疫缺陷病 }

其他 SCID { 伴湿疹血小板减少的免疫缺陷病（WAS） / 毛细血管扩张性共济失调综合征（ATS） }

四、补体系统缺陷

{ 遗传性血管神经性水肿 / 阵发性夜间血红蛋白尿 }

五、吞噬细胞缺陷

1. 中性粒细胞数量减少：按中性粒细胞数量减少的程度，临床上可分为粒细胞减少症和粒细胞缺乏症。
2. 吞噬细胞功能缺陷：吞噬细胞趋化作用、黏附能力和杀菌活性等发生障碍，均可导致吞噬细胞功能缺陷。

第二节　获得性免疫缺陷病

获得性免疫缺陷病（acquired immunodeficiency disease，AIDD）是后天因素造成的、继发于某些疾病或使用药物后产生的免疫缺陷性疾病。

一、诱发获得性免疫缺陷病的因素

非感染性因素 { 恶性肿瘤 / 营养不良：是引起获得性免疫缺陷病最常见的因素 / 医源性免疫缺陷 }

感染 { 人类免疫缺陷病毒（human immunodeficiency virus，HIV） / 麻疹病毒 / 风疹病毒 / 巨细胞病毒 / EB 病毒 / 结核分枝杆菌 / 麻风杆菌等 }

获得性免疫缺陷综合征
（acquired immune deficiency syndrome，AIDS）
↓
对人类危害最大

二、获得性免疫缺陷综合征

AIDS 是因 HIV 侵入机体，引起细胞免疫严重缺陷，导致以机会性感染、恶性肿瘤和神经系统病变为特征的临床综合征。

传播途径
{
性接触传播：同性恋、双性恋或异性恋
血液传播：输入 HIV 污染的血液或血制品，静脉毒瘾者共用 HIV 污染的注射器和针头
母婴垂直传播：HIV→胎盘或产程中→母血或阴道分泌物→产后乳汁传播
}

（一）HIV 的分子生物学特征

HIV 分型
{
HIV-1 型→目前世界上流行的 AIDS 主要由 HIV-1 所致，约占 95%
HIV-2 型
}

（二）AIDS 的发病机制

1. HIV 侵入免疫细胞的机制：HIV→侵犯
{
宿主的 $CD4^+T$ 细胞
表达 CD4 分子的细胞
{
单核/巨噬细胞
树突状细胞
神经胶质细胞
}
}

2. HIV 损伤免疫细胞的机制

{
$CD4^+T$ 细胞：$CD4^+T$ 细胞是 HIV 在体内感染的主要靶细胞
B 细胞：gp41 的羧基末端肽段→诱导多克隆 B 细胞激活→高丙种球蛋白血症→多种自身抗体
巨噬细胞：HIV 感染单核/巨噬细胞→损伤其趋化、黏附和杀菌功能→细胞表面 MHC Ⅱ类分子表达↓→抗原提呈能力↓
树突状细胞：滤泡树突状细胞（FDC）是 HIV 感染的重要靶细胞和病毒的庇护所
NK 细胞：HIV 感染后，NK 细胞数目并不减少，但其分泌 IL-2、IL-12 等细胞因子的能力↓→其细胞毒活性
}

$CD4^+T$ 细胞是 HIV 在体内感染的主要靶细胞，其损伤机制：

HIV 直接杀伤靶细胞
{
①病毒包膜糖蛋白插入细胞膜或病毒颗粒以出芽方式从细胞释放→细胞膜损伤
②抑制细胞膜磷脂合成→影响细胞膜功能
③感染 HIV 的 $CD4^+T$ 细胞表面表达 gp120 分子，与周围未感染细胞的 CD4 分子结合→细胞融合或形成多核巨细胞→加速细胞死亡
④病毒增殖时产生大量未整合的病毒 RNA 及核心蛋白分子在胞质内大量积聚→干扰细胞正常代谢→影响细胞生理功能
⑤HIV 感染骨髓 $CD34^+$ 前体细胞→细胞损伤→削弱其生成增殖性骨髓细胞克隆的能力
}

HIV 间接杀伤靶细胞
{
①HIV 诱导感染细胞产生细胞毒性细胞因子→抑制正常细胞生长因子的作用
②HIV 诱生特异性 CTL 或抗体→通过特异性细胞毒作用或 ADCC 效应而杀伤表达病毒抗原的 $CD4^+T$ 细胞
③HIV 编码的超抗原引起携带某些型别 TCRVβ链的 $CD4^+T$ 细胞死亡
}

HIV 诱导细胞凋亡
{
①可溶性 gp120、HIV 感染 DC 表面的 gp120 可与 T 细胞表面 CD4 分子交联→激活钙通道而使胞内 Ca^{2+} 浓度↑
②gp120 与 CD4 分子交联→促使靶细胞表达 Fas 分子→通过 Fas 途径
③HIV 附属基因编码的 tat 蛋白可增强 $CD4^+T$ 细胞对 Fas/FasL 效应的敏感性
}
→细胞凋亡

3．HIV 逃逸免疫攻击的机制

表位序列变异 { HIV 抗原表位可频繁发生变异→影响 CTL 识别→产生免疫逃逸的病毒株 / HIV 抗原表位改变（甚至仅有一个氨基酸的差别）→逃避中和抗体的作用

滤泡树突状细胞（DC-SIGN） { DC-SIGN（为 HIV 受体）与 gp120 能特异性、高亲和力地结合→树突状细胞能完整地包裹病毒颗粒→使 HIV 免于失活和被吞噬→ / DC 可直接或间接将病毒颗粒传递给 CD4⁺ T 细胞等靶细胞→提高病毒感染率并有效保持病毒的传染性

潜伏感染 { HIV 感染细胞后，既可不断复制，也可进入潜伏状态→被病毒潜伏感染的细胞表面并不表达 HIV 蛋白→有利于 HIV 逃避机体免疫系统识别和攻击 / HIV 的 Nef 蛋白可使细胞表面 CD4 和 MHC 分子表达↓→影响 CTL 识别受感染细胞

（三）HIV 诱导的免疫应答

体液免疫应答 { 中和抗体：病毒包膜蛋白抗体（如针对 V1～V3 片段、CD4 结合部位）/ 抗 P24 壳蛋白抗体 / 抗 gp120 和抗 gp41 抗体：主要为 IgG 通过 ADCC 损伤靶细胞

细胞免疫应答 { CD8⁺ T 细胞应答：HIV→特异性激活 CD8⁺ T 细胞→杀伤 HIV 感染的靶细胞（CTL 可针对 HIV 编码的所有蛋白质，包括 gag、pol、Env、调节蛋白和附属蛋白等）/ CD4⁺ T 细胞应答：HIV→CD4⁺ T 细胞→分泌各种细胞因子→辅助体液免疫和细胞免疫

（四）AIDS 的预防和治疗

1．预防 { 主要措施 { 宣传教育 / 控制并切断传播途径，如禁毒、控制性行为传播、对血液及血制品进行严格检验和管理 / 防止医院交叉感染 } 控制 AIDS 流行的最有效措施 { 加强个人防护 / 接种疫苗（目前无有效疫苗）

2．治疗 { 核苷类和非核苷类逆转录酶抑制剂：干扰 HIV 的 DNA 合成 / 蛋白酶抑制剂：抑制 HIV 蛋白酶水解→病毒的大分子聚合蛋白不被裂解→影响病毒成熟与装配 / 鸡尾酒疗法：临床上采用高效抗逆转录病毒治疗法（highly active anti-retroviral therapy，HAART）取得一定效果，其原理是选择一种蛋白酶抑制剂与两种逆转录酶抑制剂联合用药（"三合一鸡尾酒疗法"），增强抑制病毒复制效果，对清除病毒血症、延长患者生命起显著作用，但因不能清除在 FDC 等细胞潜伏的病毒，一旦停药，AIDS 即复发

（五）AIDS 的免疫学诊断

1．HIV 抗原检测：常用 ELISA 法检测 HIV 的核心抗原 p24，可作为早期或晚期体内病毒量的间接指标。

2．抗 HIV 抗体检测：为 AIDS 的常规检测指标。对初筛阳性者须借助免疫印迹法检测抗不同结构蛋白的抗体。

3. CD4$^+$T 细胞计数（反映 HIV 感染患者免疫系统损害状况最明确的指标）：表现为 CD4$^+$T 细胞数量减少以及 CD4$^+$/CD8$^+$T 细胞比例失调。

第三节　免疫缺陷病的治疗原则

免疫缺陷病基本治疗原则为：尽可能减少感染并及时控制感染；通过过继免疫细胞或移植免疫器官以替代受损或缺失的免疫系统组分。

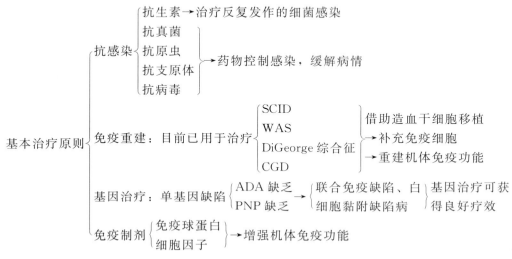

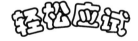

一、名词解释

1. 原发性免疫缺陷病（PIDD）
2. 获得性免疫缺陷综合征（AIDS）
3. 选择性 IgA 缺陷
4. 重症联合免疫缺陷病（SCID）
5. 遗传性血管神经性水肿

二、选择题

1. 下列疾病属于 SCID 的是
   A. 选择性 IgA 缺乏综合征
   B. 遗传性血管神经性水肿
   C. 腺苷脱氨酶缺陷病
   D. DiGeorge 综合征
   E. Bruton 病

2. HIV 侵犯的主要靶细胞是
   A. CD4$^+$T 细胞
   B. CD8$^+$T 细胞
   C. 红细胞
   D. B 细胞
   E. 浆细胞

3. HIV 与感染细胞膜上 CD4 分子结合的病毒刺突是
   A. gp120
   B. gp41
   C. P24
   D. P17
   E. gp160

4. 艾滋病患者肺部机会性感染最常见的病原体是
   A. 白念珠菌

B. 结核分枝杆菌

C. 疱疹病毒

D. 巨细胞病毒

E. 肺孢子虫

5. 男性患儿，出生后出现持续性鹅口疮，9个月后因真菌性肺炎死亡。尸检发现其胸腺发育不全。此患儿发生持续感染主要

由于

A. 继发性免疫缺陷

B. 细胞免疫缺陷

C. 体液免疫缺陷

D. 吞噬细胞缺陷

E. 补体系统缺陷

三、问答题

1. 常见联合免疫缺陷病有哪些？试分析其可能的发病机制。

2. 试分析人类免疫缺陷病毒在机体中逃避免疫监视的机制。

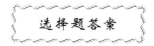
选择题答案

1. C　　2. A　　3. A　　4. E　　5. B

第二十章　肿瘤免疫

肿瘤免疫学（tumor immunology）是研究肿瘤抗原、机体的免疫功能与肿瘤发生、发展和转归的相互关系、机体对肿瘤的免疫应答以及肿瘤细胞逃逸免疫效应的机制以及肿瘤的免疫诊断和免疫防治的科学。

第一节　肿瘤抗原

肿瘤抗原：是指细胞癌变过程中出现的新抗原（neoantigen）及过度表达的抗原物质的总称。

一、肿瘤抗原的分类和特征

1. 根据肿瘤抗原特异性分
   - 肿瘤特异性抗原（TSA）：是肿瘤细胞特有的只存在于肿瘤细胞而不存在于正常细胞的新抗原
   - 肿瘤相关抗原（TAA）：是指肿瘤细胞和正常细胞组织均可表达的抗原，只是其含量在细胞癌变时明显增高

2. 根据肿瘤诱发和发生情况分为：
   - 化学或物理因素诱发的肿瘤抗原：如紫外线、X射线等诱发的肿瘤
   - 病毒诱发的肿瘤抗原
     - DNA病毒
       - EB病毒（EBV）→B细胞淋巴瘤和鼻咽癌
       - 人乳头瘤病毒（HPV）→人宫颈癌
       - 乙型肝炎病毒（HBV）
       - 丙型肝炎病毒（HCV） → 原发性肝癌
     - RNA病毒：人嗜T淋巴细胞病毒1（HTLV-1）→致成人T细胞白血病（ATL）
   - 自发性肿瘤的抗原：是指一些无明确诱发因素的肿瘤，大多数人类肿瘤属于这一类
   - 胚胎抗原或分化抗原
     - 前列腺特异性抗原（prostate-specific antigen，PSA）→前列腺癌
     - gp100和MART-1→黑色素瘤
     - HER-2/neu→乳腺癌
     - 甲胎蛋白（alpha-fetoprotein，AFP）→肝癌
     - 癌胚抗原（carcinoembryonic antigen，CEA）→结肠癌
     - 肿瘤睾丸（cancer-testis，CT）抗原

二、肿瘤抗原产生的分子机制

肿瘤抗原的产生
- 细胞癌变过程中合成了新的蛋白质分子
- 基因突变或重排等使正常蛋白质分子的结构发生改变
- 糖基化等原因导致出现异常的细胞蛋白及其特殊降解产物
- 正常情况下处于隐蔽状态的抗原表位暴露出来
- 多种膜蛋白分子的异常聚集
- 胚胎抗原或分化抗原的异常表达

第二节　机体对肿瘤抗原的免疫应答

一、体液免疫应答

激活补体系统溶解肿瘤细胞
抗体依赖性细胞介导的细胞毒作用
抗体的调理作用
抗体封闭肿瘤细胞上的某些受体
抗体使肿瘤细胞的黏附特性改变或丧失

二、细胞免疫应答

MHC Ⅱ类抗原限制性的 CD4$^+$T 细胞
MHC Ⅰ类抗原限制的 CD8$^+$T 细胞：CD8$^+$CTL 是抗肿瘤免疫的主要效应细胞

三、非特异免疫应答

NK 细胞：抗肿瘤的第一道防线 { 直接杀伤或通过分泌细胞毒性因子杀伤肿瘤
NK 细胞→ADCC 机制→杀伤肿瘤细胞

γδ T 细胞 { 分布于全身上皮组织，不受 MHC 限制→直接杀伤肿瘤细胞
产生多种细胞因子→抗肿瘤作用

巨噬细胞 { 提呈抗原的抗原提呈细胞
溶解肿瘤细胞的效应细胞

第三节　肿瘤的免疫逃逸机制

一、与肿瘤细胞有关的因素

肿瘤细胞免疫逃逸机制主要包括：抗原缺失和抗原调变、肿瘤细胞的"漏逸"、MHC Ⅰ类分子表达低下、肿瘤细胞导致的免疫抑制、缺乏共刺激信号和肿瘤细胞抗凋亡等。

二、与宿主免疫系统有关的因素

宿主处于免疫功能低下状态或免疫耐受状态，或者宿主的抗原提呈细胞功能低下或缺陷，或者由于宿主体内存在一定量的"增强抗体"或"封闭因子"封闭了肿瘤细胞表面的抗原表位等，均有助于肿瘤细胞逃避宿主免疫系统的攻击。

第四节　肿瘤免疫诊断和免疫防治

一、肿瘤的免疫诊断

通过生化和免疫学技术检测肿瘤抗原、抗肿瘤抗体或其他肿瘤标记物，将有助于肿瘤患者的诊断及对其免疫功能状态进行评估。

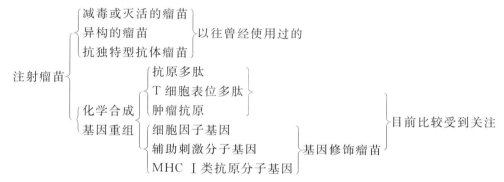

检测肿瘤抗原 $\begin{cases} \text{AFP}\uparrow\rightarrow\text{原发性肝细胞性肝癌} \\ \text{CEA}\uparrow\rightarrow\text{直肠结肠癌} \\ \text{CA199}\uparrow\rightarrow\text{胰腺癌} \\ \text{PSA}\uparrow\rightarrow\text{前列腺癌} \end{cases}$ 目前最常用的肿瘤免疫诊断方法

二、肿瘤的免疫治疗

（一）肿瘤的主动免疫治疗

主要是利用肿瘤细胞的免疫原性，采用各种有效的免疫手段，使宿主免疫系统产生针对肿瘤抗原的抗肿瘤免疫应答。

注射瘤苗 $\begin{cases} \begin{cases} \text{减毒或灭活的瘤苗} \\ \text{异构的瘤苗} \\ \text{抗独特型抗体瘤苗} \end{cases} \text{以往曾经使用过的} \\ \\ \begin{cases} \text{化学合成} \\ \text{基因重组} \end{cases} \begin{cases} \begin{cases} \text{抗原多肽} \\ \text{T 细胞表位多肽} \\ \text{肿瘤抗原} \end{cases} \\ \begin{cases} \text{细胞因子基因} \\ \text{辅助刺激分子基因} \\ \text{MHC I 类抗原分子基因} \end{cases} \text{基因修饰瘤苗} \end{cases} \text{目前比较受到关注} \end{cases}$

（二）肿瘤的被动免疫治疗

肿瘤的被动免疫治疗是给机体输注外源性的免疫效应物质包括各种类型的抗体，包括与某些能够直接杀伤肿瘤细胞的物质如毒素、化疗药物、放射性核素等结合的肿瘤特异性单抗，或能结合两种特异性抗原的双功能抗体（bifunction antibody），以及免疫效应细胞，包括细胞因子诱导的杀伤细胞（CIK）、肿瘤浸润性淋巴细胞（TIL）、体外扩增的肿瘤抗原特异的细胞毒性 T 细胞（CTL）和活化的单核巨噬细胞等。

IL-2、IFN-α、IFN-γ、G-CSF、GM-CSF 等是目前常用于肿瘤免疫疗法的细胞因子。

三、对病原体所致肿瘤的预防

$\begin{cases} \text{HBV 或 HCV}\rightarrow\text{原发性肝癌} \\ \text{HPV}\rightarrow\text{宫颈癌} \\ \text{EBV}\rightarrow\text{鼻咽癌} \\ \text{HTLV-1}\rightarrow\text{成人 T 细胞白血病} \end{cases}$ 制备相关的病原体疫苗或探索新的干预方式将可能降低这些肿瘤的发生率

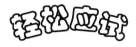

一、名词解释

1. 肿瘤免疫学

2. 肿瘤相关抗原（TAA）

3. 肿瘤特异性抗原（TSA）

4. 肿瘤排斥抗原（TRA）

5. 肿瘤抗原调变

二、选择题

1. 下列分子中属于肿瘤抗原的是
   A. 胶原蛋白
   B. AFP
   C. MHC Ⅱ类抗原
   D. ABO 血型抗原
   E. TNF-α
2. 肿瘤免疫监视中，主要的细胞免疫执行者是
   A. B 细胞
   B. Th2 细胞
   C. 肥大细胞
   D. 中性粒细胞
   E. NK 细胞
3. 肿瘤细胞免疫逃逸的机制**不包括**
   A. 肿瘤抗原的变异
   B. 肿瘤细胞低表达 MHC 分子
   C. 肿瘤细胞产生抑制性细胞因子
   D. 肿瘤细胞漏逸
   E. 肿瘤细胞向淋巴结转移
4. 肿瘤微环境中浸润的淋巴细胞多为
   A. CTL
   B. 调节性 T 细胞
   C. B1 细胞
   D. B2 细胞
   E. NK 细胞
5. 肿瘤相关抗原指
   A. 肿瘤细胞表达的抗原
   B. 正常组织和肿瘤组织均可表达，但在肿瘤中高表达的抗原
   C. 只在肿瘤细胞表达的抗原
   D. 属于 MHC 抗原系统
   E. 肿瘤细胞周围组织表达的抗原
6. 目前，早期肿瘤治疗最有效的方法是

A. 手术
B. 免疫治疗
C. 基因治疗
D. 化疗
E. 中医药

7. 在体内既具有杀伤肿瘤细胞作用，又可以促进某些肿瘤细胞生长的细胞因子为
   A. IL-1
   B. IL-7
   C. TNF-α
   D. IGF
   E. SCF
8. 抗肿瘤抗原特异性抗体在体内**不具备**的功能是
   A. 介导抗肿瘤细胞的 ADCC 效应
   B. 拮抗肿瘤生长因子的作用
   C. 可激活补体
   D. 参与肿瘤抗原的调变
   E. 杀伤肿瘤特异性的 T 细胞
9. 肿瘤细胞低表达 MHC Ⅰ类抗原，主要导致下列哪类免疫细胞的免疫监视功能障碍
   A. B 细胞
   B. T 细胞
   C. 树突状细胞
   D. NK 细胞
   E. 巨噬细胞
10. 肿瘤的发生与下列哪种因素**无直接关系**
    A. 免疫抑制状态
    B. 免疫缺陷
    C. 病毒感染
    D. 超敏反应
    E. 辐射因素

三、问答题

1. 试述肿瘤抗原的分类方法及各类肿瘤抗原的主要特点。
2. 机体抗肿瘤免疫的效应机制有哪些？
3. 目前认为肿瘤细胞是通过什么样的方式逃逸免疫系统的监视和杀伤？

4. 简述肿瘤免疫治疗的类型及优缺点。

选择题答案

1. B   2. E   3. E   4. B   5. B   6. A   7. C   8. E   9. D   10. D

第二十一章 移植免疫

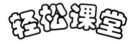

器官和组织移植是 20 世纪最重要的医学成就之一，目前，移植已成为组织、器官功能衰竭终末阶段最有效的治疗手段。在移植过程中，提供移植物的个体称为供者（donor），而接受移植的个体称为受者（recipient）。

分类

根据供、受者间免疫遗传背景的差异分为
- 自体移植（autograft）：指将受者自身的组织移植到受者
- 同种同基因移植（syngraft）：指遗传背景完全相同个体间（同卵孪生子或近交系动物）的移植
- 同种异基因移植（allograft）：指同一动物种属（species）内遗传背景不同个体间的移植
- 异种移植（xenograft）：指不同动物种属个体间的移植

根据移植物在受者体内所种植部位不同分为
- 原位（orthotopic）移植：即将移植物种植至受者机体正常解剖部位
- 异位（heterotopic）移植：指将移植物种植至受者机体正常解剖部位以外的位置

第一节 同种异体器官移植排斥反应的机制

一、同种异体移植排斥反应的特点

1. 机体针对同种异型抗原的应答特点：与针对普通抗原的免疫应答具有相同的特征，即抗原特异性、免疫记忆性和区分"自我"与"非我"。

2. 同种异体移植排斥反应的靶抗原：主要是表达于移植物细胞表面的 MHC 分子。

3. 同种异体移植排斥反应的细胞学基础：同种异体移植排斥反应主要由受者 T 细胞介导。不同 T 细胞亚类，其所识别的 MHC 分子各异，移植物内 APC（即"过客白细胞"，passenger leukocyte）对移植物排斥起重要作用。

二、同种异体抗原的识别机制

（一）直接识别机制

受者体内存在大量同种异体反应性 T 细胞（alloreactive T cell），它们能直接识别移植物中供者 APC 表面的同种异型 MHC 分子。在直接识别中，受者同种异型反应性 T 细胞主要识别外来抗原肽（如微生物抗原肽）供者 MHC 分子复合物或供者自身抗原肽-供者 MHC 分子复合物。

（二）间接识别机制

移植术后，受者 APC 随血流进入移植物内，可摄取并处理从移植物细胞脱落的同种异型 MHC 分子（等同于普通外源性抗原），并经溶酶体途径提呈给受者 CD4$^+$ T 细胞。被同种异型抗原激活的 CD4$^+$ T 细胞可分泌多种细胞因子，通过介导迟发型超敏反应性炎症，或激活特异性 CTL 及 B 细胞，导致移植排斥的发生。一般认为，间接识别机制在急性排斥反应中、晚期以及慢性排斥中起重要作用。

直接和间接识别同种异型 MHC 抗原的比较见表 21 - 1。

表 21 - 1　直接和间接识别同种异型 MHC 抗原的比较

	直接识别	间接识别
被识别分子的形式	未经加工处理的同种异型 MHC 分子	经处理的同种异型 MHC 抗原
抗原提呈细胞（APC）	供者 APC	受者 APC
被激活的 T 细胞	CD8$^+$ CTL、CD4$^+$ Th	CD4$^+$ Th 为主
排斥反应强度	非常强烈	较弱或未知
参与排斥反应的类型	急性排斥反应（早期）	急性排斥反应（中、晚期）、慢性排斥反应
对环孢素敏感性	敏感	不敏感

第二节　移植排斥反应的类型

一、类型

宿主抗移植物反应（host versus graft reaction，HVGR）
超急性排斥反应：发生于移植术后数分钟至数小时内
急性排斥反应：发生于移植术后数天至两周左右
慢性排斥反应：发生于移植后数月至数年

移植物抗宿主反应（graft versus host reaction，GVHR）

（一）宿主抗移植物反应（HVGR）

1. 超急性排斥反应

机制：供者天然（预存）抗体
ABO 血型不合
受者术前反复输血
长期血透或再次移植
→ 抗供者 HLA 抗原的抗体
＋
移植物血管内皮细胞表面相应抗原

→ 迅速激活补体系统
→ 出血、水肿和血管内血栓形成
→ 移植器官急性坏死

2. 急性排斥反应损伤组织的效应机制

CD8$^+$CTL 的细胞毒作用：CD8$^+$CTL 可直接识别并杀伤表达同种异型 MHC Ⅰ类分子的血管内皮细胞和实质细胞

Th1 细胞的致炎作用：Th1 细胞产生 IL-2、IFN-γ 和 TNF-α 等细胞因子→活化单核/巨噬细胞等炎性细胞→迟发型超敏反应

损伤移植物组织机制 {
局部血管扩张、白细胞黏附作用↑血管通透性↑炎症效应→组织缺血
浸润的炎性细胞消化细胞外基质，破坏正常组织结构
炎性细胞释放多种细胞因子→实质细胞和功能受损→或通过上调 MHC 抗原表达→促进、扩大排斥反应
}

体液免疫效应： {
抗同种异型抗原的抗体
抗内皮细胞表面分子的抗体
} ＋相应抗原→免疫复合体
→激活补体系统→损害移植物血管

3．慢性排斥反应

免疫学机制 {
特异性抗体或效应细胞对微血管内皮细胞的细胞毒作用→血管损伤
慢性迟发型超敏反应→巨噬细胞分泌平滑肌细胞生长因子→动脉血管内膜平滑肌细胞增生，血管壁增厚，间质纤维化
}

非免疫学机制 {
移植术后早期出现缺血-再灌注损伤
移植器官去神经支配和血管损伤
术后给予免疫抑制药物的毒性作用
受者并发高脂血症、高血压和慢性巨细胞病毒感染
}

二、各类排斥反应的效应机制

表 21-2　同种异基因移植排斥的类型及其效应机制

排斥类型	效应机制	病理变化
超急性排斥	体内存在抗同种异型组织抗原（如 ABO 抗原或 HLA 抗原）的天然抗体，其与血管内皮细胞表面相应抗原结合，激活补体系统和凝血系统	血管内凝血
急性排斥		
急性体液性排斥	机体产生抗 MHC 分子抗体和抗内皮细胞表面分子的抗体，二者与相应抗原结合，通过激活补体而导致血管损害	急性血管炎
急性细胞性排斥	CD8$^+$CTL 细胞毒作用是主要的效应机制；另外，炎症性 CD4$^+$ T 细胞/巨噬细胞也可导致间质细胞损害	急性间质炎
慢性排斥	急性排斥所致细胞坏死的延续和结果；炎症性 CD4$^+$ T 细胞/巨噬细胞介导慢性炎症；抗体或效应细胞介导反复多次的内皮细胞损害，致血管壁增厚和间质纤维化	间质纤维化、血管硬化

（二）移植物抗宿主反应（GVHR）

移植物抗宿主反应（graft versus host reaction，GVHR）是由移植物中同种异型反应性淋巴细胞（主要是 T 细胞）识别宿主同种异型组织抗原而发生的一种排斥反应。

1．临床和病理特点为：皮肤、肝、肠道上皮细胞坏死；严重者可致命，且一旦发生，一般均难以逆转。

2．发生 GVHR 的前提 {
受者与供者间 HLA 型别不相配
移植物中含足够数量的免疫细胞，尤其是成熟的 T 细胞
受者处于免疫功能极度低下的状态（被抑制或免疫缺陷）
}

3. GVHR 见于 ｛ 骨髓移植后（主要）
胸腺、脾（这些器官均富含淋巴细胞）移植
新生儿接受大量输血

4. GVHR 发生机制：骨髓移植物中成熟 T 细胞被宿主的同种异型组织抗原（包括主要与次要相容性抗原）所激活而增殖分化→效应 T 细胞→随血液循环游走至受者全身→对宿主组织或器官进行免疫攻击。

第三节　移植排斥反应防治原则

（一）供者的选择

1. 红细胞的血型检查：供者 ABO、Rh 血型抗原必须与受者相同，或至少符合输血原则。

2. 检查受者血清中预存的细胞毒性抗 HLA 抗体：取供者淋巴细胞和受者血清进行交叉细胞毒试验，以防止超急性排斥反应的发生。

3. HLA 分型：HLA 型别匹配程度是决定供、受者间组织相容性的关键因素。一般而言，HLA-DR 对移植排斥最为重要，其次是 HLA-B 和 HLA-A。

4. 交叉配型：在骨髓移植中尤为重要。

（二）移植物和受者的预处理

1. 移植物预处理：实质脏器移植时，尽可能清除移植物中过路细胞，有助于减轻或防止移植物抗宿主疾病的发生；同种骨髓移植中，为预防移植物抗宿主疾病，可预先清除骨髓移植物中的 T 细胞。

2. 受者预处理：术前给受者输注供者特异性血小板；借助血浆置换术去除受者体内天然抗 A 或抗 B 凝集素；受者脾切除；免疫抑制疗法。

（三）免疫抑制疗法

免疫抑制药物的应用 ｛ 化学类免疫抑制剂
生物制剂
中草药类免疫抑制剂
清除预存抗体
其他免疫抑制方法

（四）移植后的免疫监视

第四节　器官移植相关的免疫学问题

（一）诱导同种移植耐受

封闭同种反应性 TCR
阻断共刺激信号
供者特异性输血
过继输注 Treg 细胞
过继输注或诱导未成熟 DC
定向调控 Th 细胞亚群分化
阻断效应细胞向移植物局部浸润

（二）排斥反应的特殊情况

机体某些解剖部位易于接受同种乃至异种组织器官移植，而不发生或仅发生轻微排斥反应。这些部位称为免疫豁免区，包括角膜、眼前房、软骨、脑、胎盘滋养层、某些内分泌腺等。

（三）异种移植的实验研究

（四）造血干细胞移植（hematopoietic stem cell transplantation，HSCT）

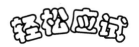

一、名词解释

1. 供者（donor）
2. 同种异基因移植（allograft）
3. 宿主抗移植物反应（host versus graftreac-tion，HVGR）
4. 移植物抗宿主反应（graft versus host reac-tion，GVHR）

二、选择题

1. 不易引起排斥反应的抗原有
   A. MHC Ⅰ类抗原
   B. MHC Ⅱ类抗原
   C. MHC Ⅲ类抗原
   D. 癌胚抗原
   E. 血型抗原

2. 器官移植过程中，超急性排斥反应的主要病理变化是
   A. 血管内凝血
   B. 急性血管炎
   C. 急性间质炎
   D. 间质纤维化
   E. 移植物内血管硬化

3. 兄弟姐妹间进行器官移植引起排斥反应的物质是
   A. 异种抗原
   B. 自身抗原
   C. 同种异体抗原
   D. 异嗜性抗原
   E. 超抗原

4. 一存活多年的同种异体肾移植接受者的体内虽有供体的 HLA 抗原表达却未发生明显的排斥反应，其原因可能是
   A. 受者的免疫细胞功能活跃
   B. 移植物的免疫细胞功能活跃
   C. 移植物已失去了免疫原性
   D. 受者对移植物发生了免疫耐受
   E. 移植物对受者发生了免疫耐受

5. 与急性同种异基因移植物排斥关系最密切的细胞是
   A. NK 细胞
   B. B 细胞
   C. $CD8^+$ T 细胞
   D. 肥大细胞
   E. 嗜酸性粒细胞

6. 影响移植物长期存活的主要因素是
   A. 发生超急性排斥反应
   B. 发生急性体液性排斥反应
   C. 发生慢性排斥反应
   D. 发生移植物抗宿主反应
   E. 发生急性细胞性排斥反应

7. 一位 31 岁的病人患有严重的克罗恩病（Crohn disease）而反复发作性肠道出血，他决定外科切除末端回肠。外科医生为手术可能的需要，下医嘱准备 2 个单位的血液。病人决定在血库储存 1 个单位的自体血液和 1

个单位的来自他 35 岁哥哥的血液。这种捐献方式（病人血液：兄弟血液）最合适的移植术语是

A. 同种异型移植物；同种异型移植物

B. 同种异型移植物；自体移植物

C. 自体移植物；同种异型移植物

D. 自体移植物；自体移植物

E. 自体移植物；同型移植物（同基因型移植物）

8. 在同卵双胞胎兄弟间进行移植最符合下列哪一种描述？

A. 同种异体移植：在同一物种不同个体间移植

B. 自体移植：在同一个人不同部位移植

C. 同型移植：在相同基因型不同个体之间移植

D. 异种移植：在不同物种间进行移植

三、问答题

1. 同种异基因移植排斥反应的本质是什么？

2. 同种异型的直接识别与间接识别的区别在哪里？

3. 同种异基因移植排斥的防治措施包括哪些？

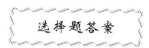

选择题答案

1. D　　2. A　　3. C　　4. D　　5. C　　6. C　　7. C　　8. C

第二十二章　免疫学检测技术

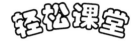

第一节　体外抗原抗体结合反应的特点及影响因素

抗原抗体反应的特异性
- 一种抗原一般只能与由它刺激所产生的抗体结合，这种抗原抗体结合反应的专一性即特异性
- 抗原与抗体的结合为非共价的可逆结合，它们空间构象的互补程度不同，结合力强弱也不同，互补程度越高，亲和力越高
- 反应的条件与抗原抗体的结合力也有关系。例如适宜的温度、酸碱度、离子强度等能促进抗原抗体分子的紧密接触，增强分子间引力，促进分子间相互结合

抗原抗体反应的可见性
- 当抗原抗体的数量比例恰当时，抗体分子的两个 Fab 分别结合两个抗原分子，相互交叉连接成网格状复合体，反应体系中基本无游离的抗原或抗体，此时，有明显的反应物（沉淀物或凝集物）形成，肉眼可见
- 在抗原抗体反应中，如果不考虑抗原抗体的数量比例，则很可能出现抗原或抗体过剩。由于过剩一方的结合价不能满足，大多呈非结合的游离状态存在，结果只有小分子的复合物形成，不能被肉眼察见，无法判定结果
- 在进行凝集反应或沉淀反应时，确定抗原抗体的最适比例十分重要

第二节　检测抗原或抗体的体外试验

根据抗原的性质、出现结果的现象、参与反应的成分不同，可将抗原抗体反应分为凝集反应、沉淀反应、补体参加的反应、采用标记物的抗原抗体反应等。

1. 凝集反应
   - 直接凝集
   - 间接凝集

2. 沉淀反应
   - 单向免疫扩散（single immunodiffusion）
   - 双向免疫扩散（double immunodiffusion）
   - 免疫电泳（immunoelectrophoresis）
   - 免疫比浊（immunonephelometry）

补体参加的反应，补体结合试验和溶血空斑试验均属此类反应。

$$
3.\ 免疫标记技术
\begin{cases}
免疫荧光法
\begin{cases}
直接荧光法 \\
间接荧光法
\end{cases} \\
酶免疫测定
\begin{cases}
酶联免疫吸附试验
\begin{cases}
双抗体夹心法 \\
间接法 \\
BAS\text{-}ELISA
\end{cases} \\
酶联免疫斑点试验 \\
免疫组化技术
\end{cases} \\
放射免疫测定法 \\
化学发光免疫分析 \\
免疫印迹法 \\
免疫\ PCR
\end{cases}
$$

第三节 免疫细胞功能的检测

一、免疫细胞的分离

体外检测淋巴细胞，首先需制备外周血单个核细胞（peripheral blood mononuclear cell, PB-MC）。常用的方法是葡聚糖–泛影葡胺（又称淋巴细胞分离液）密度梯度离心法。用该法去除红细胞、粒细胞等成分后，即为 PBMC，分离纯度可达 95％。

二、免疫细胞的功能测定

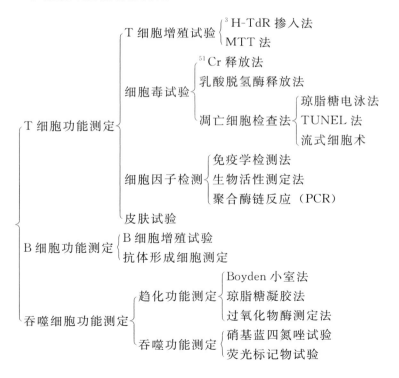

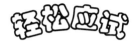

一、名词解释

1. 酶联免疫斑点（ELISPOT）
2. 免疫荧光技术（immunofluorescence assay）
3. 淋巴细胞转化（lymphocyte transformation）
4. 凝集反应（agglutination）
5. 肥达凝集试验（Widal agglutination test）

6. 沉淀反应（precipitation）
7. 酶联免疫吸附试验（enzyme-linked immunosorbent assay，ELISA）
8. 免疫印迹法（immunoblotting）
9. 流式细胞术（flow cytometry）

二、选择题

1. 溶血空斑试验是用于检测
   A. B 细胞
   B. T 细胞
   C. 树突状细胞
   D. NK 细胞
   E. 中性粒细胞

2. 要从混合的 T、B 细胞中分离 T 细胞，最佳的方法是
   A. 流式细胞技术
   B. 放射免疫分析法
   C. ELISA
   D. 双向琼脂扩散试验
   E. 免疫电泳

3. 检测血清中一种微量的小分子肽，下列方法中最敏感的是
   A. 免疫电泳技术
   B. 放射免疫分析法
   C. 双向琼脂扩散法
   D. 单向琼脂扩散法
   E. 对流免疫电泳

4. 可用于流行性乙型脑炎早期诊断的实验室检查是
   A. 补体结合试验
   B. 血凝抑制试验
   C. 中和试验
   D. 特异性 IgM 抗体检测
   E. 病毒分离

5. 可用于检测体内特异性 CTL 的方法是
   A. ELISA
   B. 单向扩散
   C. 免疫电泳
   D. 四聚体技术
   E. 补体结合试验

6. Ficoll-Hypaque 离心法主要用于分离
   A. 单核细胞
   B. 单个核细胞
   C. 红细胞
   D. 血小板
   E. 血浆蛋白

三、问答题

1. 免疫标记技术有哪些基本方法？
2. 可用哪些方法定量检测血液标本中的病毒抗原？
3. T 细胞增殖试验和细胞毒试验各有哪些基本方法？
4. 可用哪些方法测定吞噬细胞的功能？

选择题答案

1. A　　2. A　3. B　4. D　5. D　6. B

第二十三章 免疫学防治

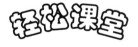

第一节 免疫预防

特异性免疫的获得方式有自然免疫和人工免疫两种。自然免疫主要指机体感染病原体后建立的特异性免疫，也包括胎儿或新生儿经胎盘或乳汁从母体获得抗体。人工免疫则是人为地使机体获得特异性免疫，是免疫预防的重要手段，包括人工主动免疫和人工被动免疫。

一、疫苗的基本要求

$$\begin{cases} \text{安全：儿童} \\ \text{有效：很强的免疫原性} \\ \text{实用：普及} \end{cases}$$

二、人工主动免疫

人工主动免疫（artificial active immunization）是用疫苗接种机体，使之产生特异性免疫，从而预防感染的措施。

国内 $\begin{cases} \text{细胞→菌苗} \\ \text{病毒} \\ \text{立克次体} \\ \text{螺旋体} \end{cases}$ →疫苗   国际 $\begin{cases} \text{细菌性制剂} \\ \text{病毒性制剂} \\ \text{类毒素} \end{cases}$ →疫苗

种类 $\begin{cases} \text{灭活疫苗（inactivated vaccine）：选用免疫原性强的病原体经人工大量培养后，用理化} \\ \qquad\qquad\qquad\qquad\qquad\qquad\text{方法灭活制成} \\ \text{减毒活疫苗（live-attenuated vaccine）：是用减毒或无毒力的活病原微生物制成} \\ \text{类毒素：用细菌的外毒素经 } 0.3\%\sim0.4\% \text{甲醛处理制成} \end{cases}$

三、人工被动免疫

人工被动免疫（artificial passive immunization）是给人体注射含特异性抗体的免疫血清或细胞因子等制剂，以治疗或紧急预防感染的措施。

1. 抗毒素→ $\begin{cases} \text{细菌外毒素} \\ \text{类毒素} \end{cases}$ →马→高效价抗毒素→采血分离血清→提取免疫球蛋白

免疫血清具有双重性 $\begin{cases} \text{中和外毒素毒性的作用} \\ \text{对人是异种蛋白→Ⅰ型超敏反应（应注意）} \end{cases}$

常用制剂 { 破伤风抗毒素
白喉抗毒素

2. 人免疫球蛋白制剂：从大量混合血浆或胎盘血中分离制成的免疫球蛋白浓缩剂

{ 肌肉注射剂：→甲型肝炎、丙型肝炎、麻疹、脊髓灰质炎等病毒性疾病的预防
静脉注射用免疫球蛋白（IVIG）须经特殊工艺制备→原发性和继发性免疫缺陷病的治疗
特异性免疫球蛋白：由对某种病原微生物具有高效价抗体的血浆制备→特定病原微生
　　　　物感染的预防，如乙型肝炎免疫球蛋白

3. 细胞因子与单克隆抗体 { 细胞因子制剂
单抗制剂 } →可望成为治疗肿瘤、艾滋病的有效手段

四、佐剂

佐剂（adjuvant）是一类与抗原合用时能增强抗原免疫效应的物质。

作用机制 { 在淋巴细胞接触抗原的局部可浓缩抗原，即储存效应
通过诱导细胞因子的产生，调节淋巴细胞的功能

目前在人类疫苗制作中使用的佐剂 { 氢氧化铝
磷酸铝　} 无机盐
磷酸钙
结合细菌类毒素的百日咳杆菌

动物试验中使用的佐剂 { 弗氏佐剂
卡介苗
胞壁酰二肽
脂质体

五、计划免疫

计划免疫（planed immunization）是根据某些特定传染病的疫情监测和人群免疫状况分析，有计划地用疫苗进行免疫接种，预防相应传染病，最终达到控制以至消灭相应传染病的目的而采取的重要措施，是确保儿童健康成长的重要手段。我国计划免疫程序见表 23-1。

我国政府控制和消灭 { 脊髓灰质灰
麻疹
新生儿破伤风

目前我国儿童预防接种常用疫苗可分为三类：

第一类：卫生部统一规定的儿童计划免疫用疫苗 { 卡介苗
小儿麻痹疫苗
百白破疫苗
麻疹活疫苗

第二类：卫生部纳入儿童计划免疫管理的疫苗，如乙型肝炎疫苗

第三类：各省（自治区、直辖市）纳入或拟纳入儿童计划免疫管理的疫苗 { 乙脑疫苗
流脑多糖疫苗
风疹疫苗
腮腺炎疫苗
甲型肝炎疫苗

表 23-1　我国计划免疫程序表

年龄	疫苗种类
基础接种	
出生	卡介苗、乙型肝炎疫苗
1个月	乙型肝炎疫苗第2针
2个月	小儿麻痹疫苗初服
3个月	小儿麻痹疫苗复服、百白破第1针
4个月	小儿麻痹疫苗复服、百白破第2针
5个月	百白破第3针
6个月	乙型肝炎疫苗第3针、流脑多糖疫苗第1针（到6月龄后12月份接种）
8个月	麻疹疫苗初种
1岁	乙脑疫苗免疫2针，间隔7～10天（到1岁后5月份接种）
加强接种	
1岁半	百白破加强1针、麻疹疫苗复种、小儿麻痹疫苗加服、流脑多糖疫苗第2针（到1岁半后12月份接种）
2岁	乙脑疫苗加强1针（到2岁后5月份接种）
3岁	乙脑疫苗加强1针（到3岁后5月份接种）
4岁	小儿麻痹疫苗加强1次
5岁	百白破加强1针、麻疹疫苗复种、乙脑疫苗加强1针、卡介苗复种

六、新型疫苗及其发展

亚单位疫苗：去除病原体中与激发保护性免疫无关的甚至有害的成分，保留有效免疫原成分制作的疫苗

结合疫苗：细菌荚膜多糖具有抗吞噬作用，可保护细菌免受机体吞噬细胞的吞噬

合成肽疫苗：又称抗原肽疫苗，是根据有效免疫原的氨基酸序列，设计和合成的免疫原性多肽

- 基因工程疫苗
- 重组抗原疫苗
- DNA疫苗
- 转基因植物疫苗

七、疫苗的应用

抗感染：首要任务
抗肿瘤
计划生育
防止免疫病理损伤

第二节　免疫治疗

免疫治疗（immunotherapy）是指利用免疫学原理，针对疾病的发生机制，人为地调整机体的免疫功能，达到治疗目的所采取的措施。免疫治疗的分类见表 23-2。

表 23-2　免疫治疗的分类

名称	治疗范围或特点
免疫增强疗法	感染、肿瘤、免疫缺陷病
免疫抑制疗法	移植排斥、自身免疫病、超敏反应病、炎症
主动免疫治疗	人为提供具免疫原性的制剂，使机体主动产生特异免疫力
被动免疫治疗	人为提供免疫应答的效应物质，直接发挥免疫效应
特异性免疫治疗	调整机体免疫功能所用制剂的作用具有抗原特异性
非特异性免疫治疗	调整机体免疫功能所用制剂的作用没有抗原特异性

一、分子治疗

分子治疗指给机体输入分子制剂，以调节机体的特异性免疫应答，可分为：

（一）分子疫苗

合成肽疫苗
重组载体疫苗 } 肿瘤和感染的治疗性疫苗
DNA 疫苗

（二）细胞因子

IFN-α 治疗 { 毛细胞白血病：疗效显著 / 病毒性肝炎 / 带状疱疹 } 也有一定的疗效

IFN-β：可延缓多发性硬化症的病情进展

GM-CSF / G-CSF } 治疗各种粒细胞低下，缓解化疗后粒细胞减少

EPO：对肾性贫血疗效显著

外源性细胞因子治疗：重组细胞因子 { 肿瘤 / 感染 / 造血障碍 } 的治疗

细胞因子拮抗疗法：原理是通过抑制细胞因子的产生、阻止细胞因子与相应受体结合或阻断结合后的信号转导，阻止细胞因子发挥生物学效应

（三）微生物抗原疫苗

EB 病毒→鼻咽癌
人乳头瘤病毒→宫颈癌
乙型肝炎病毒→肝癌
幽门螺杆菌→胃癌 } 使用这些微生物疫苗可预防和治疗相应的肿瘤

二、细胞治疗

细胞疫苗：肿瘤细胞疫苗；基因修饰的瘤苗；抗原提呈细胞疫苗

过继免疫治疗：取自体淋巴细胞经体外激活、增殖后回输患者，直接杀伤肿瘤或激发机体
抗肿瘤免疫效应，此为过继免疫治疗

造血干细胞移植：主要来自骨髓、外周血或脐血

（一）细胞疫苗

肿瘤细胞疫苗：灭活瘤苗、异构瘤苗

基因修饰的瘤苗：将编码 HLA 分子、协同刺激分子（如 B7）、细胞因子（如 IL-2、IFN-
γ、GM-CSF）的基因转染肿瘤细胞，注入体内的瘤苗将表达这些免疫分
子，从而增强抗瘤效应

抗原提呈细胞疫苗：抗原致敏的抗原提呈细胞用于皮肤 T 细胞淋巴瘤的治疗

（二）过继免疫治疗

肿瘤浸润淋巴细胞(TIL)：从实体肿瘤组织中分离
→体外经 IL-2 诱导培养后的淋巴细胞

细胞因子诱导的杀伤细胞（CIK）：
外周血淋巴细胞体外
→经 PHA＋IL-2＋IL-1 多种细胞因子
→诱导培养后的淋巴细胞

这些细胞能直接杀伤肿瘤细胞，与 IL-2 联合治疗某些晚期肿瘤，有一定疗效

（三）造血干细胞移植

采集骨髓、外周血或脐血，分离 $CD34^+$ 干/祖细胞。

三、生物应答调节剂与免疫抑制剂

（一）生物应答调节剂

生物应答调节剂（biological response modifier，BRM）指具有促进或调节免疫功能的制剂。

微生物制剂 ⎰ 卡介苗 （BCG）
⎨ 短小棒状杆菌
⎩ 多糖类物质

胸腺肽：小牛或猪胸腺提取的可溶性多肽混合物

（二）免疫抑制剂

免疫抑制剂能抑制机体的免疫功能，常用于防止移植排斥反应和自身免疫病的治疗。

1．化学合成药物

糖皮质激素 ⎰ 单核-巨噬细胞 ⎫ 都有较强的抑制 ⎰ 炎症
⎨ T 细胞 ⎬ 作用，常用于治疗 ⎨ 超敏反应性疾病
⎩ B 细胞 ⎭ ⎩ 移植中排斥反应

环磷酰胺 ⎰ 抑制 DNA 复制和蛋白质合成，阻止细胞分裂
⎨ T、B 细胞活化后进入增殖、分化阶段，对烷化剂敏感，故可抑制体液免疫和细
⎩ 胞免疫

硫唑漂呤：抑制 DNA、蛋白质的合成，阻止细胞分裂，对细胞免疫、体液免疫均有抑制作用

2. 微生物制剂

环孢素 A ┤ 阻断 T 细胞内 IL-2 基因的转录
　　　　　 抑制 IL-2 依赖的 T 细胞活化

FK-506：机制与环孢素 A 相近，作用比环孢素 A 强 10～100 倍，抗移植排斥反应有良效

雷帕霉素（rapamycin）：阻断 IL-2 启动的 T 细胞增殖→选择性抑制 T 细胞，用于抗移植排斥反应

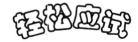

一、名词解释

1. 灭活疫苗（inactivated vaccine）

2. 人工主动免疫（artificial active immunization）

3. 计划免疫（planed immunization）

4. 生物应答调节剂（biological response modifier，BRM）

5. 疫苗（vaccine）

6. 减毒活疫苗（live-attenuated vaccine）

7. 类毒素（toxoid）

8. 人工被动免疫（artificial passive immunization）

9. 抗毒素（antitoxin）

10. 佐剂（adjuvant）

二、选择题

1. 下列哪些物质的有效成分**不包括**免疫球蛋白
   A. 破伤风抗毒素
   B. 变应素
   C. 胎盘球蛋白
   D. 植物血凝素
   E. 淋巴细胞抗血清

2. 关于抗毒素使用，**不正确**的是
   A. 可能发生过敏反应，故用前需要做过敏反应
   B. 治疗时早期使用剂量要大
   C. 因抗毒素可以中和外毒素，从而提高机体特异性抗病能力，可做免疫增强剂，多次给儿童注射
   D. 因为多是用马制备的，故在人体内存留时间较短，只能用于紧急预防或治疗
   E. 对抗毒素过敏的机体，若必须使用时一定要使用脱敏疗法

3. 下列哪种情况是自然被动免疫
   A. 通过隐性感染获得的免疫
   B. 通过注射抗体获得的免疫
   C. 通过注射类毒素获得的免疫
   D. 通过初乳、胎盘获得的免疫

E. 天然血型抗体的产生

4. 某护士在给一位乙型肝炎病毒（HBV）携带者注射时，不慎被患者用过的针头刺伤手指。为预防乙型肝炎病毒感染，应首先采取的措施是
   A. 注射抗生素
   B. 注射丙种球蛋白
   C. 注射乙型肝炎疫苗
   D. 注射抗 HBV 的 Ig
   E. 注射 α-干扰素

5. 注射破伤风抗毒素（TAT）的目的是
   A. 对易感人群进行预防接种
   B. 对可疑或确诊的破伤风患者进行紧急预防或治疗
   C. 杀灭伤口中繁殖的破伤风梭（杆）菌
   D. 主要用于儿童的预防接种
   E. 中和与神经细胞结合的毒素

6. 我国规定 1 岁内必须完成的计划免疫是
   A. 卡介苗
   B. 乙脑疫苗
   C. 流脑疫苗
   D. 流感疫苗

E. 甲肝疫苗

7. 适宜卡介苗（BCG）接种的主要对象是
   A. 结核性脑膜炎患者
   B. 结核菌素试验阳性者
   C. 严重的结核病患者
   D. 新生儿以及结核菌素试验阴性的儿童
   E. 细胞免疫功能低下者

8. 内映像疫苗是指
   A. 抗体的抗独特型抗抗体
   B. 病毒的表面蛋白
   C. 病原体的多糖成分
   D. 重组的病毒蛋白成分
   E. 以上都不是

9. 一个年轻女孩从3个月大起，反复出现白念珠菌和呼吸道病毒感染。为了临床评估她的免疫状态，必须测试她对于计划免疫接种疫苗的应答情况。在这个评估中，下列哪种疫苗是应该**禁忌**的
   A. 卡介苗（BCG）
   B. 百日咳杆菌疫苗
   C. 白喉类毒素
   D. 脊髓灰质炎灭活疫苗
   E. 破伤风类毒素

10. 一个5岁的儿童因为几分钟前被黑寡妇蜘蛛咬伤而急诊就医。你立即为他注射抗毒素丙种球蛋白。这种免疫措施是下列哪一种？
    A. 人工主动免疫
    B. 人工被动免疫
    C. 自然主动免疫
    D. 自然被动免疫
    E. 适应性免疫

三、问答题

1. 常用的人工免疫制剂有哪些？
2. 简述计划免疫的含义及意义。
3. 免疫分子治疗和免疫细胞治疗各有哪些措施？
4. 何谓生物应答调节剂？主要包括哪些制剂？
5. 内毒素、外毒素、类毒素、抗毒素之间有什么关系？

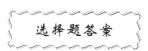

选择题答案

1. D   2. C   3. D   4. D   5. B   6. A   7. D   8. A   9. A   10. B

北京大学医学部·2008—2009 学年第一学期药学夜大（专科）免疫学试题

一、填空（每空 1 分，共 25 分）

1. 外周免疫器官包括＿＿＿＿＿＿＿、＿＿＿＿＿＿＿和＿＿＿＿＿＿＿。（3 分）

2. T 细胞表面膜分子主要有＿＿＿＿＿＿、＿＿＿＿＿＿、＿＿＿＿＿＿、和＿＿＿＿＿＿等。（5 分）

3. MHC Ⅰ类分子的抗原肽结合区是由＿＿＿＿＿＿＿和＿＿＿＿＿＿＿功能区组成的，MHC Ⅱ类分子的抗原肽结合区由＿＿＿＿＿＿＿和＿＿＿＿＿＿＿功能区组成。（4 分）

4. 抗原分子一般具备两种特性：一是＿＿＿＿＿＿＿＿＿，二是＿＿＿＿＿＿＿＿＿，仅具有＿＿＿＿＿＿＿＿＿＿的抗原称为半抗原。（3 分）

5. 一般而言，MHC Ⅰ类分子对＿＿＿＿＿＿＿抗原进行提呈；MHC Ⅱ类分子对＿＿＿＿＿＿＿抗原进行提呈。（2 分）

6. 免疫系统的功能有＿＿＿＿＿＿、＿＿＿＿＿＿和＿＿＿＿＿＿。（3 分）

7. 参与固有免疫应答的有：＿＿＿＿＿＿、＿＿＿＿＿＿和＿＿＿＿＿＿等细胞；参与适应性免疫应答的细胞主要有＿＿＿＿＿＿和＿＿＿＿＿＿细胞。（5 分）

二、选择题（每一道题有 A、B、C、D、E 五个备选答案，在答题时只需从 5 个备选答案中选择一个最合适的作为正确答案，每题 1.5 分，共 30 分）

1. 青霉素诱导的溶血性贫血是由于
   A. 药物吸附到红细胞上，和抗青霉素抗体反应
   B. 非特异性吸附和活化补体成分
   C. 红细胞膜上出现一种新抗原
   D. 形成可溶性免疫复合物，吸附到红细胞膜，引起补体活化或吞噬作用
   E. 以上都不是

2. 慢性炎症时，病灶内最常见的浸润细胞是
   A. 中性粒细胞
   B. 淋巴细胞
   C. 嗜酸性粒细胞
   D. 嗜碱性粒细胞
   E. 肥大细胞

3. 未成熟 B 细胞
   A. 只产生 μ 链

   B. 是 T、B 细胞的前体
   C. 表面同时表达 IgM 和 IgD
   D. 表面只表达 IgM
   E. 必须经过胸腺才能成熟

4. 有特异性抗原受体的细胞是
   A. B 淋巴细胞
   B. 浆细胞
   C. 巨噬细胞
   D. NK 细胞
   E. 单核细胞

5. Ig 的类别特异性抗原决定基与哪个有关
   A. L 链
   B. J 链
   C. 二硫键
   D. H 链
   E. 可变区

6. 下列哪种物质**不具有酶活性**
   A. 活化的 C1r
   B. 活化的 C1s
   C. D 因子
   D. 备解素
   E. 过敏毒素抑制剂

7. T 细胞的生物学功能**不包括**
   A. 产生细胞因子
   B. 直接杀伤靶细胞
   C. 参与对病毒的免疫应答
   D. 诱导抗体的类别转换
   E. 介导 ADCC 效应

8. 关于免疫细胞和膜分子，**错误**的组合是
   A. 辅助性 T 细胞-CD4 抗原阳性
   B. 单核吞噬细胞-MHC Ⅱ 类抗原阳性
   C. 细胞毒性 T 细胞-CD8 抗原阳性
   D. NK 细胞-CD4 抗原阳性
   E. 人红细胞-MHC Ⅰ 类抗原阴性

9. 关于 IL-2 的生物学效应，**错误**的是
   A. 以自分泌和旁分泌方式发挥作用
   B. 促进 T 细胞和 B 细胞的增殖分化
   C. 增强 NK 细胞、单核细胞的杀伤活性
   D. 抑制 Th1 细胞分泌 IFN-γ
   E. 诱导 LAK 细胞形成

10. 在 Ⅰ 型超敏反应中具有重要负反馈调节作用的细胞是
    A. 嗜中性粒细胞
    B. 嗜碱性粒细胞
    C. 嗜酸性粒细胞
    D. 单核吞噬细胞
    E. 肥大细胞

11. 介导 Ⅳ 型超敏反应的免疫细胞是
    A. T 细胞
    B. B 细胞
    C. 嗜酸性粒细胞
    D. 肥大细胞
    E. 中性粒细胞

12. **不属于**器官特异性自身免疫病的是
    A. 慢性甲状腺炎
    B. 恶性贫血
    C. 重症肌无力
    D. 特发性血小板减少性紫癜

E. 类风湿关节炎

13. 慢性肉芽肿病的发生原因是
    A. 先天性胸腺发育不全
    B. 吞噬细胞功能缺陷
    C. B 细胞发育和功能异常
    D. 补体某些组分缺陷
    E. T、B 细胞混合缺陷

14. 要从混合的 T、B 细胞中分离 T 细胞，最佳的方法是
    A. 流式细胞技术
    B. 放射免疫分析法
    C. ELISA
    D. 双向琼脂扩散试验
    E. 免疫电泳

15. 检测血清中一种微量的小分子肽，下列方法中最敏感的是
    A. 免疫荧光技术
    B. 放射免疫分析法
    C. 双向琼脂扩散法
    D. 单向琼脂扩散法
    E. 对流免疫电泳

16. HIV 侵犯的主要靶细胞是
    A. CD4⁺ T 细胞
    B. CD8⁺ T 细胞
    C. 红细胞
    D. B 细胞
    E. 浆细胞

17. 只有 T 细胞才具有的表面标记为
    A. 识别抗原受体
    B. C3 受体
    C. 细胞因子受体
    D. CD3 分子
    E. 有丝分裂原受体

18. 免疫应答的基本过程包括
    A. 识别、活化、效应三个阶段
    B. 识别、活化、排斥三个阶段
    C. 识别、活化、反应三个阶段
    D. 识别、活化、增殖三个阶段
    E. 识别、活化、应答三个阶段

19. 完全抗原
    A. 只有免疫原性，无免疫反应性
    B. 只有免疫反应性，无免疫原性

C. 既无免疫原性，又无免疫反应性

D. 既有免疫原性，又有免疫反应性

E. 不能激发细胞免疫应答

20. HLA 复合体基因**不编码**

    A. HLA-Ⅰ类分子的重链（α链）

B. HLA-Ⅰ类分子的轻链（β2m）

C HLA-Ⅱ类分子的 α 链

D. HLA-Ⅱ类分子的 β 链

E. B 因子

三、问答题（共 15 分）

1. 适应性免疫应答的过程分为哪几个阶段？分别列出参与细胞免疫应答和体液免疫应答的细胞。

四、论述题（共 30 分，每题 15 分，任选 2 题，可参考教材）

1. 试述免疫球蛋白的结构及主要生物学功能，并试述其在临床中的应用。

2. 简述补体的活化途径，并举例说明补体对人体健康的意义。

3. 请叙述青霉素导致超敏反应发生的过程和机制。

4. 请叙述机体针对病毒感染的免疫应答过程和机制。

模拟试卷 2

2008—2009 学年第一学期药学和应用药学专业 免疫学期末考试试卷

一、单项选择题（每一道题有 A、B、C、D、E 五个备选答案，在答题时只需从 5 个备选答案中选择一个最合适的作为正确答案，并填写在答题纸上，答在试卷上不得分，每题 1 分，共 50 分）

1. HLA-Ⅰ类分子抗原结合槽中可容纳的多肽氨基酸残基数为
   A. 1～3
   B. 8～10
   C. 13～17
   D. 20～30
   E. 30 以上

2. CTLA-4 的配体是
   A. CD23
   B. CD32
   C. CD21
   D. CD80/86
   E. CD51/CD29

3. 浆细胞功能特征是
   A. 有吞噬功能
   B. 由 T 细胞分化来的
   C. 是产生抗体的细胞
   D. 与肥大细胞有共同特性
   E. 与嗜碱粒细胞有共同特性

4. T 细胞抗原受体复合物识别结合抗原后，传递刺激信号的分子是
   A. CD2
   B. CD3
   C. CD4
   D. CD79α/CD79β
   E. CD8

5. 黏膜淋巴组织中的 T 细胞主要属于哪一类
   A. αβ 型 T 细胞
   B. γδ 型 T 细胞
   C. Th1 细胞
   D. Th2 细胞
   E. 调节性 T 细胞

6. 在Ⅰ型超敏反应中具有重要负反馈调节作用的细胞是
   A. 中性粒细胞
   B. 嗜碱性粒细胞
   C. 嗜酸性粒细胞
   D. 单核巨噬细胞
   E. 肥大细胞

7. 胸腺是
   A. 外周免疫器官
   B. 中枢免疫器官
   C. T 细胞与外来特异性抗原相遇的场所
   D. 在生命晚期最活跃的一个器官
   E. 是巨噬细胞发育成熟的场所

8. **不属于**器官特异性自身免疫病的是
   A. 慢性甲状腺炎
   B. 恶性贫血
   C. 重症肌无力
   D. 特发性血小板减少性紫癜
   E. 类风湿关节炎

9. 在抗体类别转换时，诱导 IgE 产生的细胞因子是
   A. IL-2
   B. IL-1
   C. IL-3
   D. IL-4
   E. IL-8

10. 男，40 岁，因反复机会性感染入院，检查发现患者伴发卡波西肉瘤，诊断应首先考虑

A. 先天性胸腺发育不全

B. 腺苷脱氨酶缺乏症

C. X-性连锁低丙球血症

D. 艾滋病

E. 选择性 IgA 缺乏症

11. 人类 MHC 定位于

A. 第 17 号染色体

B. 第 6 号染色体

C. 第 9 号染色体

D. 第 2 号染色体

E. 第 16 号染色体

12. 肿瘤相关抗原是指

A. 肿瘤细胞表达的抗原

B. 正常组织和肿瘤组织均可表达，但在肿瘤中高表达的抗原

C. 只在肿瘤细胞表达的抗原

D. 属于 MHC 抗原系统

E. 肿瘤细胞周围组织表达的抗原

13. **不易**引起排斥反应的抗原有

A. MHC-Ⅰ类抗原

B. MHC-Ⅱ类抗原

C. MHC-Ⅲ类抗原

D. 癌胚抗原

E. 血型抗原

14. 与急性同种异基因移植物排斥关系最密切的细胞是

A. NK 细胞

B. B 细胞

C. CD8$^+$ T 细胞

D. 肥大细胞

E. 嗜酸性粒细胞

15. 溶血空斑试验用于检测

A. B 细胞

B. T 细胞

C. 树突状细胞

D. NK 细胞

E. 中性粒细胞

16. 对 Th2 细胞有抑制作用的细胞因子是

A. IL-4

B. IFN-γ

C. IL-5

D. IL-6

E. IL-13

17. 下列哪些物质的有效成分**不包括**免疫球蛋白

A. 破伤风抗毒素

B. 变应素

C. 胎盘球蛋白

D. 植物血凝素

E. 淋巴细胞抗血清

18. 内映像疫苗是指

A. 抗体的抗独特型抗抗体

B. 病毒的表面蛋白

C. 病原体的多糖成分

D. 重组的病毒蛋白成分

E. 以上都不是

19. 免疫应答的基本过程包括

A. 识别、活化、效应三个阶段

B. 识别、活化、排斥三个阶段

C. 识别、活化、反应三个阶段

D. 识别、活化、增殖三个阶段

E. 识别、活化、应答三个阶段

20. 免疫监视功能低下相关的疾病是

A. 甲状腺功能亢进

B. 重症肌无力

C. 肾小球肾炎

D. 肺癌

E. 脊髓灰质炎

21. 胸腺依赖性抗原是指

A. 仅存在于 T 细胞上

B. 相应抗体是在胸腺中产生的

C. 对此抗原不产生体液性免疫

D. 一定在胸腺中产生此种抗原

E. 只有在 T 细胞辅助下才能产生针对这种抗原的抗体

22. T 细胞识别的抗原表位

A. 通常具有一定的空间结构

B. 必须能与抗体结合

C. 为一个完整的蛋白质分子

D. 为一个有少数氨基酸残基组成的多肽片段

E. 必须有糖基化修饰

23. 下列哪种物质属于无机佐剂

A. 脂多糖

B. GM-CSF

C. 氢氧化铝

D. ISCOMs

E. 以上都不是

24. 禽类 B 细胞分化成熟的部位是

A. 法氏囊

B. 胸腺

C. 骨髓

D. 淋巴结

E. 脾

25. 无抗原特异识别受体的细胞是

A. 免疫动物的 B 细胞

B. 非免疫动物的 B 细胞

C. 免疫动物的 T 细胞

D. 非免疫动物的 T 细胞

E. 免疫应答中的 Mφ

26. 未成熟 B 细胞

A. 只产生 μ 链

B. 是 T、B 细胞的前体

C. 表面同时表达 IgM 和 IgD

D. 表面只表达 IgM

E. 必须经过胸腺才能成熟

27. 最有效的激活初始 T 细胞的抗原提呈细胞是

A. 巨噬细胞

B. 树突状细胞

C. B 细胞

D. T 细胞

E. 上皮细胞

28. Ⅲ型超敏反应参与下列哪种疾病的发生

A. 青霉素过敏性

B. 接触性皮炎

C. 急性肾小球肾炎

D. 新生儿溶血症

E. 输血反应

29. 既是补体受体，又是 EB 病毒受体的分子是

A. CD16

B. CD19

C. CD20

D. CD21

E. CD80

30. 抗体分子的 CDR 位于哪个结构域

A. CH 和 CL

B. VH 和 VL

C. VH 和 CH

D. VH 和 CL

E. CH

31. 抗体激活补体的部位是

A. VH 和 VL 区

B. CH 区

C. VL 区

D. VH 区

E. CL 区

32. 在血浆蛋白电泳中，泳动最慢的蛋白质是

A. 清蛋白

B. α_1-球蛋白

C. α_2-球蛋白

D. β-球蛋白

E. γ-球蛋白

33. 下列哪一种细胞是专职抗原提呈细胞

A. NK 细胞

B. 巨噬细胞

C. T 细胞

D. 嗜酸性粒细胞

E. 肥大细胞

34. 单克隆抗体的特点是

A. 能识别多个抗原表位

B. 为多种抗体的混合

C. 为多个克隆的 B 细胞所产生

D. 具有均一性

E. 通常是 IgG

35. 哪一补体成分可以刺激肥大细胞释放组胺

A. C1q

B. C2b

C. C4b

D. C3a

E. C3b

36. 促进造血干细胞分化成熟的细胞因子是

A. IL-1

B. IL-8

C. IL-12

D. IFN-γ

E. G-CSF

37. 细胞因子**不具备**的功能是

A. 调节免疫应答

B. 促进抗体的产生

C. 促进 T 细胞增殖

D. 特异性结合抗原分子

E. 参与超敏反应

38. 模式识别受体的主要作用是

　　A. 激活补体

　　B. 特异性识别抗原信号

　　C. 提供协同刺激信号

　　D. 识别微生物的危险信号

　　E. 调理吞噬作用

39. 黏附分子发挥作用的主要形式是

　　A. 自分泌

　　B. 旁分泌

　　C. 内分泌

　　D. 受体配体结合的形式

　　E. 以上都不是

40. 具有免疫记忆的细胞是

　　A. 巨噬细胞

　　B. 中性粒细胞

　　C. 淋巴细胞

　　D. NK 细胞

　　E. 肥大细胞

41. HLA 复合体基因**不编码**

　　A. HLA-Ⅰ类分子的重链（α链）

　　B. HLA-Ⅰ类分子的轻链（β2m）

　　C. HLA-Ⅱ类分子的 α 链

　　D. HLA-Ⅱ类分子的 β 链

　　E. B 因子

42. 直接特异杀伤靶细胞的是

　　A. 巨噬细胞

　　B. Tc 细胞

　　C. 中性粒细胞

　　D. K 细胞

　　E. NK 细胞

43. 具有亲细胞作用的抗体是

　　A. IgM

　　B. IgD

　　C. IgE

　　D. IgG

　　E. IgA

44. MHC 限制性形成的原因是

A. NK 细胞的杀伤作用

B. TI 抗原的诱导

C. T 细胞发育过程中的阳性选择

D. T 细胞发育过程中的阴性选择

E. 补体的作用

45. 与细胞免疫**无关**的免疫现象是

　　A. 抗肿瘤免疫

　　B. 移植排斥反应

　　C. 接触性皮炎

　　D. 感染性变态反应

　　E. 中和外毒素

46. 在初次免疫应答过程中，除 B 细胞和 Th 细胞外，与抗体产生有关的细胞还有

　　A. 巨噬细胞

　　B. 嗜酸性粒细胞

　　C. 嗜碱性粒细胞

　　D. 肥大细胞

　　E. 靶细胞

47. 抗体再次应答时产生 Ig 的特征是

　　A. IgM 抗体显著高于初次应答

　　B. IgG 抗体显著高于初次应答

　　C. IgM 和 IgG 抗体显著高于初次应答

　　D. 抗体的特异性改变

　　E. 抗体的亲和力无改变

48. B 细胞具有提呈外源性抗原的功能是因为

　　A. 具有吞噬能力

　　B. 分泌大量 IL-2

　　C. 表达 MHC-Ⅱ类抗原

　　D. 表达 FcR

　　E. 肠道存在大量的 B 淋巴细胞

49. 在生发中心 B 细胞**不发生**

　　A. 抗原受体编辑

　　B. Ig 类别转换

　　C. 抗原受体亲和力成熟

　　D. 体细胞高频突变

　　E. 产生未成熟的 B 细胞

50. 属于免疫隔离部位的有

　　A. 甲状腺

　　B. 胰腺

　　C. 小肠

　　D. 肺

　　E. 脑

二、不定项选择题(每一道题有 A、B、C、D、E 五个备选答案，在答题时只需从 5 个备选答案中选择合适的<u>1 个或多个</u>正确答案，并填写在答题纸上，<u>答在试卷上不得分</u>，多选或漏选均不得分，每题 1.5 分，共 15 分)

1. 黏膜免疫系统包括
   A. 扁桃体
   B. 阑尾
   C. M 细胞
   D. 派氏集合淋巴结
   E. 脾索

2. 参与造血的细胞因子包括
   A. IL-1
   B. IL-2
   C. IL-3
   D. IL-4
   E. SCF

3. 补体的功能有
   A. 中和病毒
   B. 溶解靶细胞
   C. 具有趋化作用
   D. 特异性结合抗原
   E. 提供共刺激信号

4. T 细胞表达的共刺激分子是
   A. CD19
   B. CD25
   C. CD28
   D. CD40
   E. CD40L

5. 下列哪些疾病属于自身免疫性疾病
   A. 黑色素瘤
   B. 溃疡性结肠炎
   C. 遗传性血管神经性水肿
   D. 荨麻疹
   E. 桥本甲状腺炎

6. 属于肿瘤相关抗原的是
   A. MHC-Ⅰ类抗原
   B. MHC-Ⅱ类抗原
   C. MHC-Ⅲ类抗原
   D. 癌胚抗原
   E. 血型抗原

7. 下列疾病属于Ⅰ型超敏反应性疾病的有
   A. 过敏性休克
   B. 血清病
   C. 甲亢
   D. 接触性皮炎
   E. 重症肌无力

8. 属于周围免疫器官的有
   A. 胸腺
   B. 脾
   C. 淋巴结
   D. 肝
   E. 骨髓

9. 专职性的抗原提呈细胞包括
   A. 巨噬细胞
   B. 树突状细胞
   C. 胸腺细胞
   D. 浆细胞
   E. 上皮细胞

10. 下列哪些属于细胞因子的功能
    A. 可与受体结合
    B. 特异性结合抗原分子
    C. 调节神经-内分泌功能
    D. 参与自身免疫病的过程
    E. 一般无免疫原性

三、英文选择题(在答题时只需从备选答案中选择一个最合适的作为正确答案，并填写在答题纸上，<u>答在试卷上不得分</u>，每题 2 分，共 10 分)

1. Why are steroids used to treat acute asthmatic attacks?
   A. To suppress IgE production
   B. To prevent histamine release
   C. To suppress arachidonic acid metabolism
   D. To block IgE binding to mast cells
   E. To suppress autoantibody production

2. The following immunoglobulin isotype is bound specifically to the surface of mast cells.
   A. IgA
   B. IgD

C. IgE

D. IgG

E. IgM

3. Which of the following interleukins is produced by macrophages and stimulates fever production by its action on hypothalamic cells?

   A. IL-1

   B. IL-2

   C. IL-3

   D. IL-4

   E. IL-5

   F. IL-6

   G. IL-7

   H. IL-8

   I. IL-10

   J. IL-12

4. Which of the following antigens is the major target of hyperacute rejection?

A. B cell receptor

B. HLA class Ⅰ

C. HLA class Ⅱ

D. CD25

E. T cell receptor

5. A 27-year-old female who has been attending her dentist frequently because of recurrent dental abscesses. She is a smoker and her only regular medication is the oral contraceptive pill. The only other infective history is of admission to hospital with pneumonia at 23 years of age and osteomyelitis as a child. The following component of the immune system is most likely to be defective

   A. macrophages

   B. immunolglobulin E

   C. neutrophils

   D. B lymphocytes

   E. complement pathway

四、问答题（请将答案写在答题纸上，<u>答在试卷上不得分</u>，共 15 分）

病例：患者，男，57 岁，不慎碰伤左小腿，流血伴疼痛，遂以创可贴敷于创面，3 天后伤口红肿，周边皮肤发黑，体温升高。查体结果：T 38.3℃，P 76 次/分，R 20 次/分；实验室检查：WBC 34.08×10^9/L，RBC 2.45×10^{12}/L，Hb 74g/L，PLT 48×10^9/L；分泌物镜检为革兰阳性球菌，经培养鉴定为铅黄肠球菌（*Enterococcus casseliflavus*）。试分析该患者目前的免疫状态，并说明症状产生的原因。

模拟试卷 3

（2007 年北京大学免疫学系研究生入学专业课试题）

一、名词解释（每题 3 分，共 30 分）

1. TAA

2. Affinity maturation

3. Epitope

4. Autocrine

5. Superantigen

6. RF（rheumatoid factor）

7. Allergen

8. SCID

9. Autoimmunity

10. Immunological ignorance

二、选择题（每题 1 分，共 20 分）

1. 对肿瘤靶细胞具有特异性杀伤作用的细胞是
   A. 巨噬细胞
   B. 中性粒细胞
   C. B 细胞
   D. NK 细胞
   E. CTL 细胞

2. 补体系统固有成分，在经典途径激活的顺序是
   A. C12345——9
   B. C14235——9
   C. C13425——9
   D. C12435——9
   E. C13245——9

3. HLA 分子多态性的主要原因是
   A. HLA 基因是复等位基因

   B. HLA 分子可以裂解
   C. HLA 基因高度易变
   D. HLA 基因发生有效重组机会较多
   E. HLA 连锁不平衡

4. 分子重链具有 5 个功能区的免疫球蛋白是
   A. IgM，IgD
   B. IgA，IgM
   C. IgD，IgE
   D. IgG，IgA
   E. IgM，IgE

5. T 细胞抗原受体复合物识别结合抗原后，传递刺激信号的分子是
   A. CD2
   B. CD3
   C. CD4

D. CD79α/CD79β

E. CD8

6. 获得高效价抗体，通常最佳免疫途径是

A. 静脉注射

B. 腹腔注射

C. 口服

D. 皮内注射

E. 动脉注射

7. 新生儿溶血症属于

A. Ⅰ型超敏反应

B. Ⅲ型超敏反应

C. Ⅰ型和Ⅳ型超敏反应

D. Ⅱ型超敏反应

E. Ⅳ型超敏反应

8. 疫苗接种可使机体获得

A. 人工主动免疫

B. 自然主动免疫

C. 自然被动免疫

D. 人工被动免疫

E. 自然主动免疫和自然被动免疫

9. 下列哪种疾病是由Ⅰ型超敏反应引起的

A. 血清过敏性休克

B. 接触性皮炎

C. 类风湿关节炎

D. 移植排斥反应

E. 输血反应

10. 胸腺是

A. 外周免疫器官

B. 中枢免疫器官

C. T细胞与外来特异性抗原相遇的场所

D. 在生命晚期最为活跃的一个器官

E. 是巨噬细胞发育成熟的场所

11. 新生儿先天性胸腺缺陷，可导致

A. 细胞免疫缺陷

B. 抗体产生下降

C. 细胞免疫缺陷，抗体正常

D. 细胞免疫缺陷，抗体产生下降

E. 细胞免疫正常，抗体产生下降

12. 下列哪种疾病的治疗需要打破免疫耐受

A. 类风湿关节炎

B. 移植物抗宿主病

C. 黑色素瘤

D. 系统性红斑狼疮

E. 花粉症

13. 在抗体类别转换时，诱导IgE产生的细胞因子是

A. IL-2

B. IL-1

C. IL-3

D. IL-4

E. IL-8

14. DiGeorge综合征是

A. 性联无免疫球蛋白血症

B. 胸腺发育不全

C. B细胞发育缺陷病

D. 强直性脊柱炎

E. 类风湿关节炎

15. T细胞活化的共刺激信号是

A. T细胞表面的B7分子与APC表面上的CD28分子结合

B. T细胞表面的CD28分子与APC表面上的B7分子结合

C. T细胞表面的CD4分子与APC表面上的MHCⅡ类分子结合

D. T细胞表面的CD8分子与APC表面上的MHCⅠ类分子结合

E. 以上都不是

16. 人类MHC定位于

A. 第17号染色体

B. 第6号染色体

C. 第9号染色体

D. 第2号染色体

E. 第16号染色体

17. 表面具有高亲和性IgE Fc受体的细胞是

A. NK细胞

B. 肥大细胞

C. 巨噬细胞

D. 内皮细胞

E. 血小板

18. 既具有吞噬杀菌作用又具有抗原加工提呈作用的细胞是

A. 中性粒细胞

B. 巨噬细胞

C. 树突状细胞

D. B 细胞

E. Mφ 细胞

19. 中枢型免疫器官有

A. 脾

B. 骨髓

C. 淋巴结

D. 扁桃体

E. 阑尾

20. 介导 NK 细胞产生 ADCC 效应的免疫球蛋白是

A. IgG

B. IgM

C. IgA

D. IgD

E. IgE

三、问答题（共 50 分，第 1 题必答，2～5 题中任选 2 道，多答不给分）

1. 以 IgG 为例，图示免疫球蛋白的基本结构和蛋白质水解片断，标明功能区并简述其生物学作用。（20 分）

2. 简述肿瘤细胞逃避免疫监视的机制。（15 分）

3. 试述细胞因子的生物学特点。举例说明细胞因子在临床及基础医学研究中的应用。（15 分）

4. 试述 TCR 库形成的过程及其生物学意义。（15 分）

5. 简述具有杀伤功能的细胞种类及作用机制。（15 分）

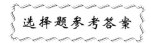

选择题参考答案

模拟试卷 1

一、填空

1. 脾，淋巴结，黏膜免疫系统

2. TCR，CD2，CD3，CD28，CD40L

3. α1，α2，α1，β1

4. 抗原性，免疫原性，抗原性

5. 内源性，外源性

6. 免疫防御，免疫自稳，免疫监视

7. 中性粒细胞，巨噬细胞，NK 细胞，T，B

二、选择题

1-5 CBDAD 6-10 DEDDC 11-15 AEBAB 16-20 ADADB

模拟试卷 2

一、填空

1-5 BDCBB 6-10 CBEDD 11-15 BBDCA 16-20 BDAAD 21-25 EDCAE

26-30 DBCDB 31-35 BEBDD 36-40 EDDDC 41-45 BECCE 46-50 ABCEE

二、不定项选择题

1. ABCD   2. CE   3. BC   4. C   5. CE   6. D   7. A   8. BC   9. AB   10. ACD

模拟试卷 3

一、选择题

1-5   EBAEB   6-10   DDAAB   11-15   DCDBB   16-20   BBBBA

参考文献

[1] 金伯泉. 医学免疫学. 北京：人民卫生出版社，2008.

[2] 陈慰峰. 医学免疫学. 北京：人民卫生出版社，2004.

[3] 王月丹. 医学免疫学与病原生物学实验教程. 北京：北京大学医学出版社，2008.

[4] Charles A. Janeway, Jr, Paul Travers, Mark Walport, et al. Shlomchik. Immunobiology：The Immune System in Health and Disease. 5th ed. New York and London：Garland Publishing，2001.

[5] Abbas AK. Cellular and Molecular Immunology. 4th ed. Philadelphia：W. B. Saunders Co，2000.